T0113035

Propóleo:
Más allá de un antibiótico natural

Walter Bretz

Propóleo:
Más allá de un antibiótico natural

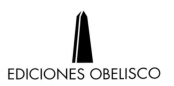

EDICIONES OBELISCO

Si este libro le ha interesado y desea que le mantengamos informado de
nuestras publicaciones, escríbanos indicándonos qué temas son de su interés
(Astrología, Autoayuda, Psicología, Artes Marciales, Naturismo,
Espiritualidad, Tradición…) y gustosamente le complaceremos.

Puede consultar nuestro catálogo en www.edicionesobelisco.com

*Los editores no han comprobado la eficacia ni el resultado de las recetas,
productos, fórmulas técnicas, ejercicios o similares contenidos en este libro.
Instan a los lectores a consultar al médico o especialista de la salud ante
cualquier duda que surja. No asumen, por lo tanto, responsabilidad alguna
en cuanto a su utilización ni realizan asesoramiento al respecto.*

Colección Salud y vida natural
PROPÓLEO: MÁS ALLÁ DE UN ANTIBIÓTICO NATURAL
Walter Bretz

1.ª edición: mayo de 2024

Título original: *Própolis: Muito além de um antibiótico natural*

Traducción: *Cris Sosa*
Maquetación: *Ana Ticó*
Corrección: *M.ª Ángeles Olivera*
Diseño de cubierta: *xxx*

Edita: Ediciones Obelisco, S. L.
Collita, 23-25. Pol. Ind. Molí de la Bastida
08191 Rubí - Barcelona - España
Tel. 93 309 85 25
E-mail: info@edicionesobelisco.com

ISBN: 978-84-1172-138-7
DL B 4944-2024

Impreso en Gràfiques Martí Berrio, S. L.
c/ Llobateres, 16-18, Tallers 7 - Nau 10. Polígono Industrial Santiga
08210 - Barberà del Vallès - Barcelona

Printed in Spain

A mi padre, quien me dio la idea
de investigar el propóleo
en primer lugar.

Sin él, este libro no existiría.

Agradecimientos

Mi esposa es un ser humano espectacular y una escritora excelente que con mucho cariño tradujo este libro del portugués al español. Un agradecimiento muy especial a Mónica Martínez. Pude encontrarla 20 años después de leer un artículo sobre propóleo escrito por ella en una revista de salud en 1996. En aquel artículo, ella consiguió comunicarse con el lector de manera espectacular abordando de una manera sencilla y elegante las numerosas propiedades del propóleo, y de esa misma manera deseo abordar la ciencia del propóleo a través de este libro. Me alegro de haberla encontrado para mi beneficio y para el de todos los lectores.

Otro agradecimiento especial a João Pedro Lamas, quien con tanta amabilidad me ayudó a generar las ilustraciones de este libro utilizando inteligencia artificial.

Por último, y no menos importante, dedico este libro a mi pareja y a mis hijos. Ellos son mi inspiración y me hacen respirar y seguir adelante todos los días.

Prefacio

La naturaleza tiene una inmensa capacidad para sorprendernos y deleitarnos con la riqueza de transformaciones que nos proporciona. El ejemplo de la metamorfosis de la mariposa es clásico, porque ya existe en la oruga que está dentro del capullo y que, rompiendo su cutícula, ya es perfectamente capaz de volar. Aquellos que no conocen esta maravilla natural, ven la mariposa, aprecian su belleza y dejan a un lado el proceso que le permite desarrollarse y brindar por su esplendor. Pero la naturaleza nos proporciona otros muchos regalos, que necesitan (o al menos deberían) recibir nuestra atención especial.

Nada sucede por casualidad. Nuestra agudeza siempre debe estar lista para cuestionar, para preguntarse por qué están las cosas. Es a partir de esta actitud que desarrollamos nuestro conocimiento de las maravillas que nos rodean.

El momento en que vivimos nos exige una actitud transformadora para preservar la armonía del ser humano con todo lo que le rodea. Las quejas contra las agresiones sufridas por nuestro planeta pasan por el abandono y, a menudo, la falta de conocimiento de lo que está sucediendo en nuestra vida diaria. El tiempo, de hecho, no se detiene. Por lo tanto, el uso cada vez mayor de los recursos naturales sin conocimiento y respeto nos aleja cada vez más de la posibilidad de poder aprovechar la riqueza y generosidad de la naturaleza. Recursos que, si son estudiados, pueden tener todo su potencial cuando se enfocan en el bienestar del ser humano.

En una sociedad donde lo principal es el avance tecnológico, los dones de la naturaleza no reciben el debido valor. Este libro, por lo tanto, tiene una propuesta clara y bienvenida: dar a propóleo lo que es del propóleo y garantizar su lugar correcto en el escenario terapéutico.

Walter Antonio Geoffroy Bretz[1]

---

1. Descendientes de Bingen am Rhein, Alemania, los Bretz emigraron a Brasil a finales del siglo XIX, a la región montañosa de Río de Janeiro. Walter Antonio Geoffroy Bretz, padre del autor de esta obra, es odontólogo en la ciudad de Petrópolis/RJ, donde ha ejercido su profesión durante cincuenta años y ha empleado con éxito el propóleo durante treinta años.

Nota del autor

Recientemente graduado en Odontología de la Universidad Federal de Río de Janeiro, llegué a la ciudad de Ann Arbor, en el estado industrializado de Míchigan, ubicado en la región medio oeste de Estados Unidos, el 8 de septiembre de 1983.

Tenía veintitrés años, dos maletas en mis manos y una meta en mente: iniciar un máster en Rehabilitación Oral en la Universidad de Míchigan. En ese momento, me habían concedido una beca y estaba feliz con la posibilidad de esa nueva etapa en mi vida.

Al final del primer año, sin embargo, todo cambió. Cuando me expuse a los desafiantes conceptos del mundo de la investigación gracias al profesor Walter Loesche, que más tarde se convirtió en mi mentor, colaborador y amigo, dejé el máster. No, querido lector. No tiré la toalla. Simplemente me envolví en el fascinante mundo de la investigación, centrado en la microbiología médica, la salud pública y la genética. Al finalizar mi doctorado en epidemiología, que se centró en microbiología, me convertí en profesor de la Universidad de Míchigan en Ann Arbor, y más tarde en otros centros de excelencia en Estados Unidos. Han pasado treinta años desde que, en 2019, a la edad de cincuenta y ocho años, me encontraba en Brasil escribiendo este libro y, en el 2020, traduzco el libro al español en medio de la pandemia de la COVID-19. El tiempo es esencial.

Por otra parte, esta obra tuvo un origen bastante peculiar. Al comienzo de mi carrera estaba enfocado en investigar con pruebas diagnósticas para infecciones orales cuando, en uno de mis viajes a Brasil en 1988, conocí el propóleo. En ese momento, mi padre era (y sigue siendo) un periodoncista-dentista clínico especializado en la prevención y tratamiento de las enfermedades de las encías.

En una consulta inicial con él, un paciente comentó que su especialista homeopático le había sugerido que usara propóleo para el tratamiento de la enfermedad periodontal. Intrigado por la recomendación, mi padre me animó a que investigara la sustancia y sus posibles posibilidades terapéuticas.

Durante los últimos treinta años he tenido la oportunidad de conocer a varios investigadores nacionales e internacionales con los que he aprendido, colaborado y desarrollado proyectos sobre el propóleo. Gracias a las numerosas investigaciones que llevé a cabo en mi laboratorio en las universidades donde trabajé en Estados Unidos, tuve la oportunidad de comprobar diversas aplicaciones terapéuticas de este fantástico producto de la naturaleza. Sin embargo, desde entonces me acompañaba un gran reto: comunicar todos estos conocimientos científicos del propóleo al público en general para su beneficio y promoción de su bienestar y salud.

¡Pero no tengas miedo! Con mi formación académica, sé que sería natural escribir este libro con el texto típico de las publicaciones científicas, citando estudios y artículos de revistas para cada informe de propóleos y sus respectivas propiedades biológicas y terapéuticas. Pero puedes respirar aliviado. Ésa no es mi intención. Mi objetivo es poner a tu disposición un trabajo sobre propóleos con base científica pero que sea fácil de entender; una fuente de bienestar y salud práctica para las personas en general.

En cualquier caso, el lector interesado, al final de este libro, puede encontrar bibliografía actualizada sobre el propóleo publicada por varios investigadores de instituciones de reconocimiento global.

Como he dicho en la dedicatoria, le debo a mi padre la sugerencia de investigar el propóleo. Sin ese impulso inicial, este libro –y la consecuente transmisión de este conocimiento– no habría sido factible.

¿Qué es el propóleo?

El propóleo es un regalo de la naturaleza. Es una sustancia producida por abejas a partir de resinas vegetales, brotes de ciertos árboles, arbustos y botones florales, que se complementa con sus secreciones salivares, polen y cera. En las colmenas, las abejas utilizan propóleo para sellar posibles aberturas, incluso rodean con él pequeños «cuerpos extraños», como los invasores, así como sustancias con un aroma intenso, para evitar la putrefacción y el mal olor. No por casualidad, en griego, la palabra propóleo significa en «defensa» (*pro*) de la «ciudad» (*polis*).

Imagina la importancia de promover las condiciones asépticas en el interior de la ciudad de las abejas, dado que la entrada y salida de los miembros de la colonia para distribuir alimentos ofrece condiciones más favorables para desarrollar infecciones. Si no fuera por la presencia de esta sustancia antibacteriana y antifúngica, probablemente sería mucho más difícil y, entre nosotros, caro, disfrutar de la miel dulce producida por los apiarios.

Como *Homo* es *sapiens*, el propóleo se ha utilizado durante siglos. Tanto es así que persas, griegos, romanos e incas, que no eran tontos, lo utilizaron en su medicina popular. ¡Los egipcios incluso usaron propóleo para embalsamar cuerpos! Estas civilizaciones también conocían sus propiedades como cicatrizante de heridas en la piel. En la Edad Media, los archivos del siglo XII describen preparaciones basadas en sustancias medicinales para tratar las infecciones de boca y garganta. Más recientes, los registros de la época de la Segunda Guerra Mundial (1939-1945) apuntan a sus excelentes resultados terapéuticos. Incluso hoy en día, en África, el propóleo es un remedio alternativo para diversas condiciones médicas, y también se utiliza para sellar grietas en tambores, canoas y depósitos de agua.

Brasil es el país con la mayor diversidad de muestras de propóleo y el líder mundial en prospección, producción e investigación de actividades biológicas de propóleo. Japón también desempeña un papel importante a nivel mundial, ya que es el mayor importador de propóleo de Brasil.

Diez informes de posibles usos

Mucho antes de que se inventara el marketing, el boca a boca ya era una forma probada para compartir experiencias personales exitosas. Y, desde siempre, el propóleo ha sido un buen tema.

En el libro *Milagro de propóleos*, publicado por Harper Collins en 1978, Mitja Vosnkak dice que hace muchos años, en la antigua Yugoslavia, había un pintor de una pequeña ciudad que se dedicaba a restaurar murales, estatuas e iglesias. Una vez, un amigo apicultor le pidió que pintara la casa de su granja y, a cambio, le ofreció unas colmenas, que aceptó porque su familia había estado criando abejas desde finales del siglo XIX. Un día, al despertar, el pintor notó que la piel de su pierna, pie y dedos se había oscurecido y presentaba heridas que no sanaban. Con el tiempo, toda la extremidad estaba perdiendo sensibilidad. Finalmente, un médico al que consultó consideró amputarle la pierna. El pintor se negó. Al llegar a casa, se cubrió la pierna y el pie con miel con propóleo y se la vendó. Después de unos días, cuando se quitó las vendas para limpiar las heridas, no daba crédito. La úlcera en su dedo había desaparecido y el pie había recuperado la sensibilidad. Luego regresó al médico, quien confirmó que la amputación ya no sería necesaria. Al salir de la consulta médica, el pintor afirmó: «Si alguien tiene el mismo problema, que pruebe el propóleo antes».

En una carta dirigida al editor del *Revista da Sociedade Brasileira de Medicina Tropical*, publicada en 1 a edición de julio-septiembre de 1993, el apicultor Gilvan Barbosa Gama describe su experiencia en el uso de propóleos para combatir la malaria:

Estimado editor:

El propóleo es una sustancia desarrollada por las abejas, que recogen diversos productos biológicos existentes en los árboles. Su composición química es compleja y bastante significativa para la colmena, ya que garantiza una perfecta pureza e higiene.

Me di cuenta de que cuando se ingería, diluido en agua, funcionaba como un repelente de insectos. Cuando no podía utilizar este procedimiento en mis pesquerías, no podía pescar sin ser acosado por insectos. En el norte de Mato Grosso, Pará y Rondánia, regiones con alta densidad de mosquitos, comenté la eficiencia profiláctica de los propóleos en relación con los insectos hematófagos que transmiten fiebres tropicales. Durante los tres años que estuve en esas áreas, haciendo uso diario de propóleos, no contraje malaria. Cuando en estas regiones me encontraba a menudo en un estado de necesidad, suministrando propóleo a la gente que la precisaba, [sentía] una gran desesperación por no tener a mano ningún alcaloide específico. Estas personas sanaban de malaria y no la volvían a contraer. Estimado editor, ya que no me siento capaz de desarrollar estudios científicos, sugeriría la realización de estos estudios para demostrar la eficacia del propóleo en el tratamiento de la malaria y como repelente de mosquitos.

Saludos
Gilvan Barbosa Gama
Apicultor

La sustancia se puede utilizar para combatir la candidiasis, que es una infección por hongos. Según el testimonio de un investigador brasileño: «Es un producto natural que las abejas utilizan en la colmena para defenderse de los microorganismos. Y hacemos lo mismo, es decir, desarrollamos una medicina basada en propóleo para defendernos».

Bajo el título «El uso medicinal del propóleo rojo de Alagoas avanza y atrae a científicos del mundo», un artículo escrito por la periodista Fernanda Lins y publicado en el portal gazetaweb.com el

12/20/2015, el apicultor Fernando Barbalho dice que ha utilizado el propóleo rojo durante más de diez años para volverse más resistente a los virus en general. Además de emplearlo, es productor del extracto en Barra de Santo Antonio, en la costa norte de Alagoas. «Como el producto tiene un sabor fuerte, por lo general no lo mezclo con otros alimentos y suelo consumir de 5 a 10 gotas al día en un vaso con un poco de agua o unas gotas con café». Además de hacer gárgaras y aplicar el producto a las heridas, el apicultor afirma que su resistencia a la gripe y los virus aumentó considerablemente después del uso de propóleos.

En el mismo artículo, el abogado Libio Rocha informa que se sintió menos enfermo después de usar propóleo durante un año y medio. «Mi inmunidad ha aumentado bastante. Puede ser una coincidencia, pero desde que empecé a usarlo, no he tenido resfriados, virus o dolor de garganta, algo que sufría con cierta frecuencia».

El investigador Víctor Vasconcelos Carnaúba, experto en análisis alimentario e inocuidad de los alimentos, recomienda: «Si se administra correctamente, no existe ninguna contraindicación y se puede utilizar en niños a partir de los cinco años de edad, [administrando] de 5 a 7 gotas con agua al día. Para los adultos, de 10 a 20 gotas».

También, en 2015, el médico estadounidense Patrick Fratellone, con consulta en la ciudad de Nueva York, publicó su experiencia en el *Journal of Nutrition & Food Sciences,* el 6 de noviembre: «He utilizado propóleo en mi práctica médica para tratar verrugas, otitis media (dolor de oído) y enfermedades autoinmunes, particularmente la psoriasis. Cada día deberían usar más personas propóleo».

En abril de 2016, otro informe, titulado *Crise econômica faz crescer o uso da própolis verde* («Crisis económica aumenta el uso de propóleos verdes»), publicado en el portal del Diario del *Estado de Minas* (em.com.br), señala la eficacia del propóleo contra *Aedes aegypti* y el mosquito de la fiebre amarilla:

Cáncer, incontinencia urinaria, caries dental, candidiasis, inflamación e incluso la crisis económica. El propóleo verde, un antibiótico utilizado por la medicina popular, tiene un título más para su currículo: es inmune a la recesión económica en el país. El aumento del dólar, que fue superior a R$4 en los últimos meses, es celebrado por los productores que, en menos de un año, comenzaron a ganar alrededor de un 40 por 100 más de la venta de propóleo a otros países, ya que el 75 por 100 de lo que se produce aquí se exporta. En el otro extremo, en el mercado nacional, la defensa de los médicos y la creencia popular para el uso de este antibiótico en la protección contra *Aedes aegypti* ha desencadenado un aumento de un 30 por 100 en la demanda del extracto. Los productores celebran y dicen que, para este remedio natural, no hay crisis, sino un mercado de posibilidades.

Finalmente, estudios de laboratorio sugieren la eficacia del propóleo también en la inhibición de *Helicobacter pylori*, una bacteria asociada con inflamaciones gástricas (estómago) y úlcera péptica.

La fusión del conocimiento popular y científico a lo largo del tiempo sugiere que el uso del propóleo ya ha cruzado la barrera del empirismo, es decir, se ha pasado de escuchar que es bueno a empezar a disfrutar del reconocimiento a través de la investigación que demuestra sus propiedades terapéuticas reales.

Producción de las abejas y polinización

Detente un momento y considera tu vida sin aguacate, ciruela, melocotón, coco, melón, calabaza y otras verduras. En un artículo publicado recientemente en una revista científica, se destacó el hecho de que las abejas productoras de miel y propóleo pueden atenuar el hambre en nuestro planeta. Sin embargo, los agricultores utilizan pesticidas en sus cultivos, lo que impide a estos insectos llevar a cabo un acto fundamental para el cultivo de alimentos y la perpetuación de los bosques nativos y la vegetación: la polinización.

Sí, las abejas son vitales para las plantaciones comerciales, que dependen de la polinización para el desarrollo de sus frutos. Aunque son pequeñas, tienen una enorme importancia para la agricultura económica y sostenible, así como para la seguridad alimentaria. Además, las abejas también polinizan una gran variedad de flores silvestres y contribuyen así a la biodiversidad de muchos ecosistemas (*véase* figura 1).

Sin embargo, una condición ya descrita puede afectar a esta acción. Se trata del trastorno de colapso de las colonias de abejas, resultado del uso indiscriminado de pesticidas que contienen neonicotinoides. Estos plaguicidas representan una disminución en más del 30 por 100 de la producción de miel en Estados Unidos. Estas abejas polinizadoras son responsables de producir el 75 por 100 de las 115 mayores agriculturas mundiales productoras de alimentos.

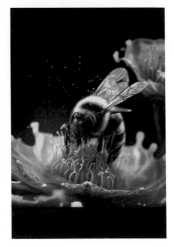

Figura 1

También se han observado graves pérdidas en las colonias de abejas en Europa, lo que ha atraído mucha atención y ha estimulado las investigaciones de los eruditos. Aunque el fenómeno del «declive de las colonias de abejas» parece estar lejos de resolverse, existe consenso en que los pesticidas, los alimentos modificados genéticamente, las plagas y los patógenos son las principales causas. Además, debido a la aparición de nuevos virus, como el zika (ZKV), transmitido por la picadura del mosquito *Aedes aegypti*, el mismo transmisor del dengue y la fiebre chikungunya (por no hablar del recién aparecido SARS-CoV-2), existe una creciente preocupación por el hecho de que estén aumentando las acciones para estimular la fumigación de insecticidas en las zonas forestales y de siembra, lo que contribuye significativamente al colapso de las colonias.

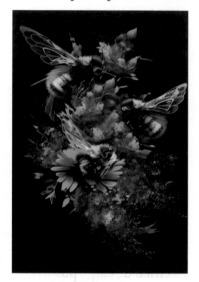

Figura 2

Parece un sincronizador social

Es sorprendente la frecuencia con la que el zumbido de las abejas se utiliza en los libros de filosofía occidental como ejemplo de una manera sabia de organizar una sociedad gobernada en pro de una misión compartida. Estas referencias se pueden encontrar en los textos del filósofo griego Aristóteles (384-322 a. C.), el emperador romano Marco Aurelio (121-180 d. C.), el inventor estadounidense Benjamin Franklin (1706-1790) y el escritor Ralph Waldo Emerson (1803-1882), así como el naturalista británico Charles Darwin (1809-1882), entre otros. A menudo, dichas referencias están relacionadas con el altruismo, es decir, con un tipo de comportamiento propio de los seres vivos según el cual las acciones de un individuo benefician a todos. El ejemplo no se utiliza al azar. En el caso de las abejas en particular, esta sincronización se manifiesta como una onda que hace que el grupo actúe en perfecta armonía. Y la producción de propóleo por parte de las abejas muy probablemente es el resultado de un acto sincronizado por la comunidad para armonizar sus colmenas.

Esta sabiduría también se observa en otra esfera. Se sabe que las plantas utilizan una variedad de pistas para las abejas polinizadoras al actuar como hojas de trabajo sensoriales. La ingeniosa diversidad de flores, que incluye color, textura de pétalos y fragancia (*véase* figura 2), entre otros, sirve para atraer a los pequeños insectos voladores para probar, aprobar, avisar a sus compañeros y regresar en grupos para disfrutar de delicias, como el polen. La buena política de vecindad es beneficiosa para todos, ya que las plantas se reproducen y los animales aumentan sus suministros de alimentos, lo que significa vida para todos los involucrados. Otro descubrimiento interesante reciente sugiere que las abejas tienen un campo eléctrico de carga positiva, mientras que las plantas tienen un campo eléctrico negativo. Si tiras de memoria de las clases de física, es posible que recuerdes que los diferentes polos se atraen. Por lo tanto, esta diferencia de campos eléctricos o energéticos (*véase* figura 3) entre flores y abejas, que no percibimos a simple vista, facilita la transferencia de polen. Con esto, *voilà*: la elección de las abejas por el polen de ciertas flores potencia la producción de propóleo.

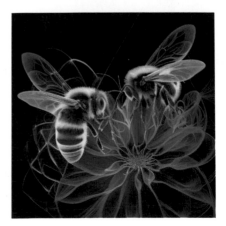

Figura 3

Especies de abejas

Hay dos especies distintas de abejas que se emplean en la obtención de propóleo en Brasil. La más común, *Apis mellifera*, y su subespecie fueron exportadas a Brasil desde Europa por los portugueses en el período colonial. Aquellos a quienes les ha picado una –sí, pueden irritarse si se sienten amenazadas– no olvidan una de sus principales características: el aguijón. Lo que pocas personas saben es que otra característica peculiar de esta raza es la lengua corta (de 5,7 a 6,4 mm), lo que dificulta su inserción en flores profundas. Pídele a un niño que dibuje una abeja y la verás delante de ti: diminuta (las trabajadoras miden de 12 a 13 mm de largo), con el pecho oscuro con algunas rayas amarillas. ¿La estás viendo?

El segundo grupo de abejas está formado por las nativas de Brasil. Hay cientos de especies de estas representantes de las meliponineas (subfamilia *Meliponinae*), como las diminutas jataís (*Tetragonisca angustula*). De unos 4-5 mm, si están irritadas, les gusta acurrucarse con sus cestas de polen en el cabello de las personas. Producen una miel ligera en una pequeña cantidad; por lo tanto, es más cara y más difícil de encontrar.

Más dóciles que sus parientes europeas, no tienen aguijón, o si lo tienen, está atrofiado. También carecen del veneno típico de sus primas europeas. Además de recoger la resina vegetal, las nativas reúnen tierra o arcilla, que incorporan al propóleo, lo que da lugar a la geopropolis. Lo importante, sin embargo, es saber que el geopropópoleo también tiene propiedades antimicrobianas (principalmente bactericidas y antifúngicas) similares a las del propóleo de la abeja europea.

Las poblaciones de abejas (*Apis mellifera*) en América del Norte se han visto afectadas por el trastorno de colapso de colonias, pero estados como Dakota del Norte, Florida, California y Hawái siguen siendo productores significativos de propóleo.

Tipos de propóleo

El propóleo de Polonia, un país con un clima templado, tiene una composición química diferente al de Brasil, con un clima tropical. Sí, has entendido muy bien adónde hemos querido ir a parar: el tipo, la composición química y, por extensión, la calidad del propóleo dependen en gran medida de la vegetación de la región donde residen las abejas.

El mismo razonamiento ayuda a entender que hay diferentes tipos de propóleo en Brasil, dada la dimensión geográfica del país. Incluso existen variaciones según la estación, es decir, la época del año en que se recoge el propóleo en la misma región, lo que puede afectar a sus características.

Así, en el estado brasileño de Minas Gerais (prácticamente el mayor productor de propóleo del mundo), por ejemplo, cuando las abejas producen propóleo a partir de la resina de árboles enfermos y cancerosos, el propóleo suele mostrar una gran actividad antitumoral, es decir, anticancerígena. En el sur de Brasil, en estados como Paraná y Santa Catarina, cuando el producto está hecho de araucaria –que tiene en su tronco soluciones de continuidad que son verdaderas heridas–, el propóleo tiene una gran capacidad para la regeneración tisular, es decir, una acción curativa. El propóleo en Hawái se obtiene a partir de las abejas que buscan la fruta de *Macaranga tanarius*. Dicha fruta se encuentra también en el sudeste de Asia, Papúa Nueva Guinea y el este de Australia, y es una especie pionera frecuente en áreas de selva tropical alteradas, lo que significa que esta planta está relacionada con la restauración de la tierra, muy similar a la limpieza de la salud si tuviéramos que trazar un paralelismo. Estos ejemplos nos llevan a reflexionar sobre la sabiduría de la naturaleza, en el sentido de que el propóleo, elaborado con ciertas resinas de árboles, contiene el remedio para ciertas enfermedades.

Si el medio ambiente impacta en gran medida en el tipo de propóleo, el hecho es que el agente que lo elabora también lo hace. Existen dos teorías que tratan de explicar el origen del propóleo en el organismo de la abeja: una de ellas sugiere que la sustancia es el resultado del proceso digestivo del polen; la otra incluye una mezcla de sustancias secretadas por plantas que estarían asociadas con secreciones salivares de las abejas. Cualquiera que sea la teoría correcta, lo que actualmente se sabe es que el propóleo es conocido, reconocido y controlado.

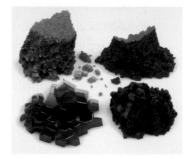

Figura 4

Una cuestión de color: marrón, verde y rojo

El propóleo varía según la ubicación y el tipo de resina utilizado en las plantas. Como hemos visto, en el geopropóleo las abejas se mezclan con la cera resinosa y arcilla o arena. Una forma común de clasificarlo es a partir del color (*véase* figura 4), que puede variar de amarillo a marrón oscuro, pasando por el verde y el rojo. ¡Incluso se han descrito muestras de propóleos transparentes!

Un estudio desarrollado por la Universidad de Campinas en São Paulo clasificó el propóleo brasileño en trece tipos, tres de los cuales suelen ser los más destacados:

1. **Propóleo marrón o silvestre:** el más común de Brasil, se produce a partir de plantas en general. De color oscuro, suele ser más viscoso que el verde y el rojo. Tiene una acción antibacteriana, antiviral, antifúngica y curativa.

2. **Propóleo verde:** producido a partir de la *vassourinha* o romero del campo (*Baccharis dracunculifolia*), que se encuentra en el noreste del estado de São Paulo y el sur del estado de Minas Gerais (*véase* figura 5). Además de las propiedades del propóleo marrón, este tipo también suele estar indicado para el alivio del dolor gracias a su propiedad antiinflamatoria, y puede ayudar en la lucha contra el dolor de garganta y el dolor de muelas, entre otros. Los estudios sugieren que uno de sus ingredientes activos, la artepillina-C, puede ayudar a inhibir el crecimiento de las células tumorales y aumentar el número total de linfocitos; actualmente, se investiga para la prevención y el tratamiento del cáncer. Muy valorado en diferentes países, se exporta principalmente a Asia.

3. **Propóleo rojo:** ha recibido mucha atención por parte de los investigadores. Su origen se encuentra en las ramas del árbol *Dalbergia ecastophyllum*, una planta común en los manglares de la costa noreste brasileña, en particular en los estados de Alagoas, Bahía, Paraíba, Pernambuco y Sergipe, pero también

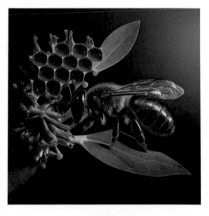

Figura 5

se puede encontrar en otros estados, como Santa Catarina. Las abejas de estas regiones buscan una secreción resinosa rojiza que fluye a través de una pequeña perforación realizada por otro insecto en el tallo de la planta. Después de ser recogida, esta resina se ve alterada por la acción de las enzimas contenidas en la saliva de las abejas, lo que da lugar a propóleos que contienen una sustancia llamada isoflavona, con propiedades antirretrovirales. No por casualidad, se está estudiando en Cuba en el tratamiento del sida. De hecho, estudios recientes indican que el propóleo rojo tiene mayor actividad antibacteriana, antioxidante, antiinflamatoria, inmunomoduladora (estimulante del sistema inmunológico) y anticancerígena en comparación con los propóleos verdes y marrones.

La siguiente tabla muestra los principales tipos de propóleos en todo el mundo según su origen geográfico y fuente botánica:

Principales tipos de propóleo, origen geográfico y fuente botánica

Tipo	Origen geográfico	Fuente botánica
Álamo	Norte de Europa	*Populus tremula*
Abedul	Rusia	*Betula verrucosa*
Clusia	Cuba, Venezuela	*Clusia* spp.
Mango	Pacífico	*Mangifera indica*
Mediterráneo	Sicilia, Grecia, Malta	*Cupressus sempervirens*
Mixto		Aspen-poplar, *Cupressus*-poplar, *M. tanarius* - *M. indica*
Pacífico	Hawái, Okinawa, Indonesia	*Macaranga tanarius*
Poplar de álamo	Europa, América del Norte, Nueva Zelanda, Asia (no tropical)	*Populus* spp., *Populus nigra*

Tipo	Origen geográfico	Fuente botánica
Verde (alecrim)	Brasil (sudeste)	*Baccharis* spp., *B. dracunculifolia*
Rojo	Brasil (noroeste), Cuba	*Dalbergia* spp.

El hecho es que, dondequiera que se encuentre, el propóleo actual pasa por procesos especiales de tipificación (centrados en marcadores químicos presentes en los distintos tipos), identificación de muestras, control de calidad y medición de los productos químicos que se encuentran en él. Esto, sumado a la gran diversidad que se encuentra en varias regiones de Brasil, abre la puerta a su uso por la industria farmacéutica (*véase* figura 6).

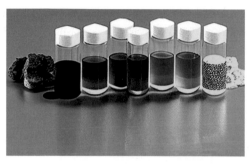

Figura 6

Después de todo, ¿qué tiene el própoleo?

El própoleo crudo tiene una composición total en torno a los siguientes valores:

- 45-55 por 100 de bálsamo y resinas (flavonoides, ácidos fenólicos, ácidos ésteres)
- 25-35 por 100 de ceras y ácidos grasos
- 10 por 100 de aceites esenciales (volátiles)
- 5 por 100 de polen (proteínas y aminoácidos)
- 5 por 100 de compuestos orgánicos y minerales (vitaminas, hierro, zinc, ácido benzoico)

No pases al siguiente capítulo. Mi intención no es describir todos los componentes químicos presentes en el propóleo. Eso daría para un libro entero. Después de todo, sólo para tener una idea, ¡más de 200 compuestos químicos ya han sido identificados en muestras! Esto significa que el propóleo tiene una forma muy completa de actuar en diversas condiciones y enfermedades dado un gran número de compuestos químicos. Ahora ya sabes que la composición química del propóleo varía de una región a otra, ya que depende de dónde produjeron el propóleo las abejas. En general, sin embargo, algunos de los principales componentes químicos del propóleo incluyen ácido benzoico y sus derivados: hidroxi-4-benzoico, metoxi-4-benzoico, protocatecuico y gálico; ácido cinanémico y alcohol y sus derivados: p-cumárico, también en forma de benzyl coumarato, cafeína, ferúlico e isoferúlico, y derivados del benzaldehído: vanillina e isovanillina, entre otros.

El propóleo de Ucrania, por ejemplo, presenta secreciones de *Betula verrucosa*; el de Francia, de *Populus nigra* y *P. tremula*, mientras que el de Inglaterra, Hungría y México deriva esencialmente de *Populus*. La chilca (*Baccharis dracunculifolia*) es una fuente de resina para la producción de propóleo en el sudeste de Brasil, que destaca por sus derivados del ácido p-cumárico, que tienen un potente efecto antioxidante.

En la siguiente tabla se describen los componentes activos del propóleo brasileño:

Tipo de propóleos brasileños, origen geográfico, fuente botánica y compuestos químicos

Tipo	Origen geográfico	Fuente botánica	Compuestos químicos
Marrón	Brasil (sudeste)	*Vernona rubriramea*	ácidos fenólicos, ácidos fenólicos prenilados, flavonoides
Verde	Brasil (sudeste)	*Baccharis* spp., *B. dracunculifolia*	ácidos fenólicos, ácidos fenólicos prenilados, flavonoides, artepilina-C, ácido p-cumárico, ácido drupanina, dihidrocinnámica
Rojo	Brasil (nordeste), Cuba	*Dalbergia* spp.	vestitol, medicarpina, neovestitol, 7-O-metilvestitol, formononetina

Para estandarizar el uso de propóleo, es posible clasificarlo según el tipo de resina cosechada, lo que facilita su uso por la industria farmacéutica, ya sea en el ámbito de los fármacos, los cosméticos, la higiene bucal y los productos para el dolor de garganta, reforzando también el control de calidad indispensable. ANVISA (una agencia en Brasil similar a la AEMPS en España, que regula la aprobación de medicamentos para su uso por el consumidor) tiene un mecanismo de control de calidad de propóleos para el productor. Esta nota técnica es una guía para el registro de productos que contengan propóleo, que deben cumplir los requisitos mínimos de control de calidad, incluida la prueba de la presencia de marcadores que demuestren su origen.

Desde el punto de vista del consumidor, es importante buscar un proveedor fiable, que emplee métodos estandarizados que describan componentes biológicamente activos. El más común es la cromatografía de gases. Esta metodología, llamada replicación o tipificación, permite el control de calidad desde el campo hasta la industria farmacéutica.

Doce propiedades
terapéuticas probadas

En el momento de la traducción de este libro al español, había alrededor de 4411 publicaciones científicas relacionadas con el propóleo disponibles en la página web de PubMed (pubmed.com), en la Biblioteca Nacional de Medicina del Instituto Nacional de Medicina (nih.gov), en Estados Unidos, y otras 485 catalogadas en Scielo, la biblioteca de publicaciones latinoamericanas de propóleo. Los primeros artículos publicados en la bibliografía médica sobre propóleo se remontan a la década de los 1950, la gran mayoría de los cuales se originó en Europa del Este. Como estos artículos científicos no tenían resúmenes, no eran fácilmente accesibles para los lectores. Vale la pena mencionar que en las décadas de los 1960 y 1970, las publicaciones anuales promedio hacían referencia al propóleo eran de tres a cinco artículos científicos por año. Actualmente, este promedio ha aumentado a más de 200 publicaciones anuales, lo que parece indicar un interés científico exponencial en el propóleo.

La gran mayoría de los artículos relacionados con el propóleo publicados se basan en estudios *in vitro*, es decir, se hicieron en laboratorios (nivel 1). Esto significa que se han estudiado propiedades biológicas en células, bacterias, hongos, virus y parásitos. Por lo tanto, aunque son de suma importancia, no pueden ser extrapolados para su uso en seres humanos. Sin embargo, las actividades biológicas incluyen antiviral, antimicrobiano, antifúngico, antiprotozoal (parásito), antitumoral (anticancerígeno), antiinflamatorio y antihistórico (contra el dolor).

El siguiente nivel en la demostración de la actividad biológica del propóleo procede de estudios con animales (nivel 2). Aunque el 30 por 100 de los investigadores que recibieron el prestigioso premio Nobel de Fisiología y Medicina se basaron en estudios con modelos de animales, lo cierto es que, a pesar de la similitud fisiológica, celular y molecular entre ratones, ratas, conejos, cerdos y humanos, existen limitaciones para extrapolar los resultados de unos a otros.

En cualquier caso, estudios en animales confirman algunas de las propiedades biológicas atribuidas a propóleos estudiados en ensayos de laboratorio, tales como antiinflamatorio, antitumoral (anticancerígeno), antiprotozoal (con disminución de la diarrea), antibacteriano (inhibición de varias especies de bacterias patógenas), antihelmíntico (control de parásitos) y antifúngicos (efectos contra los hongos). También identificaron otras, como: propiedades antinociceptivas (alivio del dolor inducido por productos químicos), antiedematogénico (disminución del edema), anticaries, hepatoprotector (protección del hígado contra el alcohol y otras sustancias tóxicas), reparación del tejido (efecto curativo principalmente cuando se asocia con papaína), antioxidante, cardioprotector (protección del corazón), radioprotector (protección contra la radiación gamma utilizada en las terapias contra el cáncer), efecto analgésico y estimulación del crecimiento del cabello.

Pero entremos en los estudios humanos no controlados. Todavía no se trata de estudios de nivel superior, porque carecen de un grupo de control para hacer comparaciones, pero estos estudios ya miden el antes y el después con informes de casos clínicos.

Por último, nos referimos al olimpo de las investigaciones en el campo médico: el ensayo clínico aleatorizado, considerado el modelo de estudio más adecuado para evidenciar la eficacia de una sustancia. Este tipo de ensayo compara simultáneamente dos grupos de individuos, uno de los cuales recibe la sustancia probada mientras que el otro recibe un placebo. Este modelo se conoce como ensayo paralelo porque es un ensayo longitudinal (durante un cierto período de tiempo), aleatorizado (los participantes entran en el grupo de prueba y control a través de la aleatorización, es decir, la elección aleatoria) y con enmascaramiento (el paciente no sabe a qué grupo –prueba o control– pertenece), asimismo, quien está dirigiendo el estudio tampoco sabe a qué grupo pertenece el paciente, para no «contaminar» los resultados.

Al final de este libro, encontrarás una descripción de los 69 estudios principales realizados sobre los efectos del propóleo en los seres humanos. Vale la pena mencionar que el inicio de estas publicaciones científicas se remonta a 1954, cuando un francés publicó por primera vez los resultados de sus estudios con propóleo. Desde entonces, hasta mediados de 1985-1986, la gran mayoría de las publicaciones científicas de propóleo en seres humanos se encuentran en países de Europa del Este, principalmente en Rusia. Curiosamente, en este mismo período, Cuba también contribuyó con publicaciones sobre el propóleo y sus efectos terapéuticos en humanos. Desafortunadamente, el idioma en el que se publicaron los artículos de Europa del Este, así como la dificultad de acceso a las publicaciones en Cuba, impidieron que dicha información se incluyese en este libro. Por lo tanto, hasta finales de la década de 1980, la bibliografía sobre propóleo no comenzó a difundirse de una manera accesible y exponencial, desde la cual buscamos apoyo para describir sus propiedades terapéuticas:

1. Analgésico/anestésico

Los estudios iniciales con propóleo en animales han demostrado su acción anestésica, con resultados superiores a los de la procaína. También se conocen sus efectos analgésicos comparables a analgésicos clásicos como la prednisolona y el ácido acetilsalicílico (SAA).

2. Antifúngico (contra los hongos)

El propóleo inhibe el crecimiento de hongos que habitan en madera podrida en los bosques. En los laboratorios, se confirmó que la asociación de la sustancia con los fármacos con acción antifungicida. El hongo más estudiado es *Candida albicans*, asociado con el desarrollo de lesiones precancerosas orales, entre otras. Las combinaciones de fármacos antimicóticos con propóleo aumentaron su actividad contra *Candida albicans*. También se conoce el potencial antifúngico contra *Trychophyton* spp. (causa infecciones de la piel y las uñas) y *Microsporum* spp. (causa infecciones en la piel y el cuero cabelludo) en presencia de propilenglicol, que mostró sinergia con el propóleo. Otros compuestos aislados de propóleo también fueron activos en el hongo cutáneo *Arthroderma benhamiae*.

3. Antihelmíntico (actividad contra los parásitos)

En estudios con conejos infectados con *Eimeria* (especies de protozoos), la adición de propóleo al agua potable conllevó una reducción en el número de ovocitos (huevos parásitos) en las heces de los animales. Los cerdos de Guinea infectados con *Ascaris suum* tratados con propóleo también mostraron una reducción parcial en el número de larvas en comparación a los animales que no recibieron tratamiento.

4. Antioxidante

El cuerpo humano vive bajo un ataque constante de estrés oxidativo cuyos protagonistas son los radicales libres. Estos son altamente reactivos, pueden dañar las células y están relacionados con una amplia variedad de enfermedades, así como con el proceso de envejecimiento. Varios experimentos *in vitro* muestran el papel antioxidante del propóleo, atribuido, en parte, a su capacidad para eliminar los radicales libres. El propóleo, en general, es comparable o superior a otros antioxidantes herbáceos y suplementos desintoxicantes disponibles en el mercado. Las ratas alimentadas con dietas que incluían propóleo vivían más tiempo que las ratas alimentadas sólo con una dieta clásica, lo que sugiere que el aumento en la esperanza de vida podría atribuirse al efecto antioxidante del propóleo.

5. Antiinflamatorio

En muchos modelos de estudio diferentes en animales se observó la actividad antiinflamatoria del propóleo, que se debe a componentes como la artepilina-C y el ácido cafeico del éster de fenilo (CAPE). Este efecto se puede observar en enfermedades como artritis, forúnculos, acné, asma, dermatitis (infecciones de la piel), úlceras e infecciones intestinales.

6. Antimicrobiano (antibacteriano)

Se encontró una acción positiva contra bacterias grampositivas y gramnegativas en los estudios *in vitro*. La bibliografía sobre este tema es rica y se puede consultar, por lo que nuestro objetivo aquí no es describir todas las bacterias en las que se observó susceptibilidad a los efectos antimicrobianos del propóleo. Vamos a concentrarnos en algunas bacterias normalmente clasificadas como patógenas, es decir, que desencadenan un proceso de enfermedad y/o infección.

Entre dichas bacterias se incluyen *Bacillus* spp., *Staphylococcus aureus, Clostridium* spp., *Streptococcus faecalis, Streptococcus mutans, Lactobacillus* spp., *Porphyromonas gingivalis, Aerobacter aerogenes, Alcaligenes* spp., *Bordetella bronchiseptica, Escherichia coli, Preoteus vulgaris, Serratia marcescens, Pseudomonas aeruginosa, Salmonella* spp., *Staphylococcus epidermidis* y *Haemophilus influenza*.

Más importante es describir enfermedades/infecciones en las que el propóleo tiene efectos antibacterianos de los que se ha documentado su eficacia. Se trata de:

Potencial antimicrobiano del propóleo en la prevención/combate de enfermedades

- Caries dentales
- Enfermedades periodontales (enfermedad de las encías con pérdida ósea)
- Heridas
- Infecciones dermatológicas (infecciones cutáneas)
- Infecciones respiratorias (dolor de garganta, bronquitis)
- Infecciones del tracto urinario
- Infecciones endodónticas (conducto radicular)

- Infecciones gastrointestinales
- Infecciones nosocomiales (infecciones hospitalarias)
- Inflamación gingival
- Otitis media (dolor de oído)
- Úlcera péptica

7. Antiprotozoal

El ser humano sufre varias enfermedades graves causadas por protozoos. Ejemplos de ellas son la tricomoniasis (vaginitis o infección vaginal), donde el agente causante es *Trichomonas vaginallis,* y la toxoplasmosis, la giardiasis, la enfermedad de Chagas, la malaria y la leishmaniasis, entre otras. Algunos estudios demuestran la eficacia del propóleo en la lucha contra los protozoos causantes de estas enfermedades. Las soluciones alcohólicas de propóleo (extractos) son eficaces contra *Trichomonas vaginalis,* así como en la lucha contra *Giardia lamblia* (que causa giardiasis), *Toxoplasma gondii* (que causa toxoplasmosis), *Trypanosoma cruzi* (agente etiológico de la enfermedad de Chagas) y *Leishmania donovani* (causante de leishmaniasis visceral).

8. Antiviral

Durante siglos el propóleo se ha utilizado para tratar infecciones virales. El trabajo científico muestra la acción del propóleo en la supresión de virus como la gripe, la hepatitis B y el herpes zóster. Los compuestos flavonoides presentes en el propóleo también mostraron un efecto antiviral contra el VHS1 (herpes simple) y el VIH (virus de inmunodeficiencia humana).

9. Antitumoral (anticancerígeno)

Los pacientes con cáncer a menudo tienen recaídas, es decir, los tumores superados por cirugía y quimioterapia regresan meses o, incluso, años después. En los últimos años, un número creciente de científicos han culpado a las llamadas «células madre cancerosas». Las células madre son esenciales para el equilibrio celular y contribuyen a la regeneración de los tejidos lesionados, reemplazando las células muertas o las que son viejas. Sin embargo, hay casos en los que dichas células se asocian con tumores, nutriéndolos y apoyándolos para aumentar y, en algunos casos, migrar a otros tejidos, haciendo que el cáncer se propague. Estudios recientes con nuestros colaboradores de la Universidad de Míchigan han evidenciado la capacidad del propóleo rojo para inhibir la proliferación de células madre de cáncer cerebral y de cuello.

Además de estos, cientos de estudios de laboratorio han demostrado el potencial anticancerígeno del propóleo en células humanas de cáncer cervical, cáncer de Erlich (carcinoma de mama), células de cáncer de hígado humano, células cancerosas de la piel, células de cáncer de riñón y varias líneas celulares tumorales humanas. Diversos estudios con líneas celulares de cáncer establecidas también apuntan a compuestos presentes en el propóleo, como los flavonoides, el ácido cafeico del éster de fenilo (CAPE), el diterpenoide de clerodano y la artepilina-C, que actúan como agentes antitumorales.

10. Hepatoprotector (protección hepática)

Los estudios realizados en el tratamiento de enfermedades hepáticas están actualmente en la agenda. Uno de ellos se debe al consumo excesivo de alcohol, que desencadena la producción de radicales libres. En este caso, el propóleo demostró ser una alternativa extremadamente atractiva debido a su actividad antioxidante. Los estudios en ratones mostraron efectos hepatoprotectores cuando la enfermedad fue inducida artificialmente por la administración crónica de alcohol etílico. Complementando estos estudios, se indujeron úlceras a ratas mediante la administración de alcohol etílico absoluto; en dichos casos, el propóleo exhibió un efecto antiulceroso similar al de la cimetidina.

11. Inmunomodulador (estimula el sistema inmunológico)

Desde tiempos antiguos, la sabiduría popular, así como la medicina alternativa en las últimas décadas, han etiquetado al propóleo como un excelente protector y estimulador del sistema inmunológico.

Esta especulación ha despertado el interés de los investigadores en sus propiedades inmunomoduladoras.

Decenas de modelos de estudio *in vitro* (laboratorio) utilizando ensayos de células de defensa presentes en el sistema inmunitario, así como estudios experimentales en animales, avalan la acción inmunoestimuladora del propóleo. En ratones tratados con propóleo, se observó un aumento en la producción de anticuerpos por células del bazo. Del mismo modo, los ratones infectados con diferentes bacterias tratados con propóleo habían aumentado la supervivencia, lo que se atribuyó a un aumento de la respuesta inmunitaria.

Una vez más, se observaron los efectos de los componentes fenólicos (ácido cafeico y ácido cinamómico) y la artepilina-C, presentes en el propóleo, sobre las células de defensa, lo cual constituía un indicador de la activación del sistema inmunológico.

12. Regenerador de tejidos (reparación de tejidos)

El efecto del propóleo en la regeneración tisular (curación) se asocia con la inflamación reducida, así como con un estímulo del metabolismo del tejido lesionado. Existe una amplia evidencia de la calidad de la acción del propóleo en la curación de quemaduras en animales. De igual importancia fue la verificación de la velocidad de la cicatrización de heridas por propóleo en modelos experimentales en animales en comparación con otras sustancias. El efecto curativo del propóleo se atribuye no sólo a la presencia de compuestos fenólicos, sino también a la de altos niveles de aminoácidos como la arginina y la prolina, que son importantes en el proceso de reparación de tejidos.

Propóleo contra la infección por SARS-CoV-2 y COVID-19

El reciente brote del coronavirus nos ha enseñado algunas lecciones sobre cómo prestar atención y fortalecer nuestro sistema inmunológico. Durante esta pandemia, el uso de propóleo a nivel mundial fue citado a menudo anecdóticamente como una de las medidas para mejorar el sistema inmunológico.

Desde el inicio de la pandemia, en 2020, y hasta la fecha de publicación de este libro, se han llevado a cabo aproximadamente 40 estudios sobre los usos del propóleo en el SARS-CoV-2 y la CO-VID-19. A continuación, se presenta un resumen de dicha investigación, basado en una revisión de artículos de PubMed:

1. Varios estudios han sugerido que el propóleo puede tener actividad antiviral contra el SARS-CoV-2, así como contra otros coronavirus.
2. Algunos estudios han investigado el uso del propóleo como un posible tratamiento para la COVID-19 en humanos, con resultados prometedores en cuanto a reducir los síntomas y mejorar los tiempos de recuperación.
3. Otros estudios se han centrado en el uso del propóleo en modelos animales de COVID-19, con resultados mixtos dependiendo de la especie y cepa de coronavirus utilizada.
4. Algunos estudios han explorado los posibles mecanismos de acción del propóleo contra el SARS-CoV-2, incluida su capacidad para inhibir la replicación viral (*véase* figura 7) y modular la respuesta inmunológica. En general, aunque hay algunas investigaciones prometedoras sobre el uso del propóleo para tratar el SARS-CoV-2 y la COVID-19, se necesitan más estudios para confirmar estos hallazgos y determinar las dosis óptimas y los protocolos de tratamiento. Además, varias revisiones han sugerido que el propóleo puede tener potencial como terapia complementaria para la COVID-19 debido a sus propiedades antivirales, antiinflamatorias e inmunomoduladoras. Algunas revisiones han destacado los posibles be-

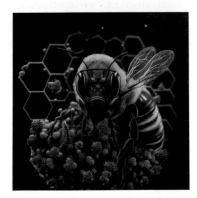

Figura 7

neficios del propóleo para reducir los síntomas de la COVID-19, mejorar los tiempos de recuperación y aumentar la función inmunológica. Otras revisiones también han destacado la necesidad de extractos de propóleos estandarizados y medidas de control de calidad para garantizar la consistencia y eficacia de los tratamientos basados en propóleos para la COVID-19.

Algunos estudios preliminares y evidencia anecdótica sugieren también que el propóleo podría tener efectos beneficiosos en el sistema inmunológico y, potencialmente, ayudar con los síntomas de la COVID-19 e, incluso, algunos estudios a pequeña escala han explorado los posibles beneficios del propóleo para pacientes con COVID-19. Por ejemplo, un estudio de 2020 investigó los efectos del propóleo en pacientes hospitalizados por COVID-19 y encontró que éste podría ayudar a reducir la duración de los síntomas y la necesidad de medicamentos adicionales. Otro estudio de Brasil, publicado en 2021, informó de que un enjuague bucal a base de propóleo podría reducir potencialmente la carga viral de SARS-CoV-2 en la cavidad oral, lo que, a su vez, podría ayudar a prevenir la propagación del virus. Es importante destacar que, aunque el propóleo podría tener algunos beneficios potenciales para el sistema inmunológico y para aliviar los síntomas de la COVID-19, no debe considerarse un sustitutivo de medidas preventivas comprobadas como la vacunación, el uso de mascarillas y el mantenimiento de la distancia física. Además, si estás considerando usar propóleo u otros suplementos, siempre es una buena idea consultar primero con un profesional de la salud.

Producción y recolección de propóleo

Existen varios métodos sofisticados de recolección de propóleo hoy en día, pero nos centraremos en los métodos más utilizados por los apicultores. Al abrir la colmena, los apicultores se encuentran con el propóleo unido a la tapa. A continuación, pueden raspar el propóleo, así como en las paredes de la colmena. Otro método tiene como objetivo aumentar la producción. Para ello, se emplean pantallas similares a las de las ventanas para la protección contra los mosquitos (*véase* figura 8). Éstas, se pueden colocar en la parte superior de los marcos y debajo de la cubierta. Para incrementar aún más la producción, algunos apicultores colocan un

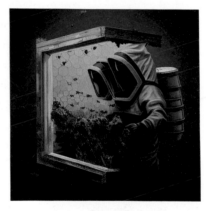

Figura 8

lienzo en el suelo de la colmena y otro entre el nido y los colectores de miel, permitiendo así que las abejas pasen a través de los lados. En unas semanas, como no pueden quitarlos, las abejas sellan sus orificios con propóleo. Cada pantalla proporciona en promedio 100 gramos de propóleo. El proceso de sellado de la pantalla con propóleo dura unos sesenta días.

Cuando se retiran, las pantallas deben enrollarse, guardarse en bolsas de plástico e introducirse en un frigorífico o congelador durante 24 horas. Al desenrollar las pantallas, el propóleo se desprende de manera natural y se puede almacenar, en vasos sellados, en un ambiente seco y sin luz.

Gracias a este proceso, cada colmena produce de 50 a 800 gramos de propóleo por año, dependiendo de la raza (tipo) de la abeja, las condiciones atmosféricas, el número de abejas y los métodos de recolección empleados por el apicultor, entre otros. Las mayores cantidades de propóleo se encuentran en las colmenas durante el invierno, pero su recolección tiene lugar durante el verano, para no causar daño a las abejas, ya que durante la temporada de frío se protegen del tiempo y los ataques de los invasores en las colmenas.

Factores que influyen en la producción de propóleo

Las abejas son trabajadoras incansables por naturaleza. Aun así, la producción de propóleo puede ser estimulada por el apicultor; basta con que éste tenga en cuenta algunos aspectos:

1. **Clima**: la recolección es mejor en días calurosos, secos y soleados;
2. **Estacionalidad:** dependiendo de la época del año, la producción de propóleo es mayor (verano) o menor (invierno);
3. **Factores genéticos:** las abejas de la misma colmena pueden producir diferentes cantidades y calidad de propóleo;
4. **Altitud:** a grandes altitudes, la productividad es menor;
5. **Iluminación:** las colmenas colocadas a la sombra producen más propóleo;
6. **Tipo de colector:** el número de abejas varía según el colector, lo que afecta a la producción;
7. **Disponibilidad de alimentos dentro y fuera de la colmena;**
8. **Otras actividades realizadas en conjunto:** la producción de miel y polen, junto con el propóleo, puede afectar a la productividad.

Extracción de propóleo

Hay varias formas de extracción de propóleo, que van desde las más simples hasta las más complejas (*véase* ejemplo de extracción compleja en la figura 9). La selección del disolvente, por ejemplo, está directamente relacionada con el propósito de su uso. El etanol y, más recientemente, el agua, se suelen utilizar para la extracción, en este caso para el extracto acuoso; en cuanto a los productos cosméticos, el más común es el uso de propilenglicol, mientras que la extracción con acetona está destinada a la producción de champús y lociones.

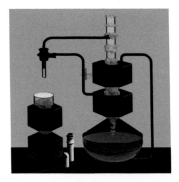

Figura 9

Un método muy simple de extracción en el hogar comienza con la selección manual de fragmentos de propóleo. Elige la textura más homogénea y sin impurezas, como fragmentos de madera, cabello, granos de arena y cera; cuanto más se tritura el propóleo, mayor es su biodisponibilidad para la extracción de etanol. En un vaso oscuro, añade 200 gramos de propóleo por cada litro de etanol comprado en una farmacia. Cierra herméticamente y deja la mezcla a temperatura ambiente durante una o dos semanas, removiéndola durante 10 minutos cada día. Transcurrido el período indicado, introduce la preparación en el frigorífico durante 24 horas y, al día siguiente, enjuaga la mezcla a través de un filtro de papel, como el que se usa en una cafetera. Repite el filtrado tras 24 horas. El resultado es un extracto líquido a una concentración del 20 por 100, que debe conservarse en vidrio oscuro, herméticamente cerrado y a temperatura ambiente, cuya duración es de aproximadamente dos años.

Vale la pena señalar que, con el fin de preservar el control de calidad del propóleo, el procesamiento realizado con fines comerciales debe llevarse a cabo en un laboratorio especializado, bajo la supervisión de profesionales cualificados.

Un mercado en aumento

Bueno, barato, natural y eficaz. No es de extrañar que el mercado de propóleo *in natura* y sus productos secundarios, como varios que describiremos a continuación, haya aumentado significativamente en los últimos años. La expectativa es que siga creciendo en el futuro, en la medida en que el uso terapéutico ha demostrado su eficacia. Además de la industria farmacéutica, los fabricantes de la industria cosmética también están comprendiendo mejor los beneficios del propóleo y empleándolo en productos que van desde jabones hasta mascarilla faciales, lo que aumenta su valor de mercado. Desde el punto de vista de la producción, las mejoras en los métodos de extracción, el control de calidad adecuado y la aparición de nuevas formulaciones, como las acuosas, es decir, a base de agua, contribuyen a un mayor uso. Sin embargo, este mercado en crecimiento carece de datos numéricos precisos. Se estima que, en el segmento de propóleo verde, por ejemplo, en 2018 Brasil se situaba en el tercer lugar en el *ranking* mundial. Los datos no oficiales indican una producción anual de 100 toneladas, con el estado de Minas Gerais con aproximadamente al 70 por 100 de este total. Paraná, Santa Catarina, São Paulo y la región del medio oeste de Brasil contribuyen al resto de la producción de propóleo verde, así como a otros tipos de propóleos, como el oscuro (marrón). Se estima que el 75 por 100 de la producción de propóleo verde se destina a la exportación (mercado extranjero).

¿Quién consume todo este propóleo verde? En Japón, el 90 por 100 de todos los propóleos *in natura* consumidos son de origen brasileño, donde el extracto alcohólico de la sustancia en un vial de 30 ml se vende a 80 dólares americanos, según datos de la Ornización Japonesa de Comercio. En Brasil, un vial de 30 ml de extracto acuoso cuesta un promedio de 4 a 10 dólares americanos.

El creciente interés por el propóleo rojo en el comercio internacional conlleva que éste tenga un valor superior al verde. El producto cuesta 150 dólares/kg en el mercado exterior. Empresarios japoneses y chinos han visitado regularmente a los productores del noreste de Brasil, por lo que existe una tendencia al aumento de la producción, sobre todo gracias a la creación de cooperativas de productores.

La industria farmacéutica, en particular, aprovecha el mercado de los extractos fraccionados, grupos específicos de componentes químicos de propóleos, entre los cuales se encuentra la artepilina-C, extraída del propóleo verde, por sus importantes propiedades antiinflamatorias.

El propóleo en la tecnología alimentaria

Las propiedades antioxidantes, antibacterianas y antifúngicas del propóleo hacen posible su uso en la tecnología alimentaria. Una ventaja única radica en el hecho de que, a diferencia de otros conservantes convencionales, los residuos de propóleo proporcionan un beneficio potencial en la promoción de la salud. No obstante, hasta la fecha, no existen estudios en los que se haya verificado la ingesta habitual (diaria durante períodos prolongados) de propóleo en la dieta en humanos.

Sin embargo, existen patentes registradas para emplear el propóleo como conservante en el material de envasado de alimentos. Un estudio en particular demostró que el uso de propóleo en el film transparente del embalaje tenía un efecto antibacteriano en la conservación del queso y reducía la oxidación de la mantequilla. En Japón, el propóleo se usa como conservante para el pescado congelado. En este país, el uso combinado de dietas con propóleo en pollos mostró un aumento en la producción de huevos y en el consumo de alimento, con el consiguiente aumento de peso. Otros investigadores también han documentado el aumento de peso en pollos con una mezcla de propóleo en sus dietas. Debido a su actividad antioxidante, se ha sugerido que el propóleo podría ser un sustitutivo potencial de los conservantes químicos en la industria alimentaria.

El propóleo en la industria cosmética

La miel de las abejas, así como la cera, ya eran ampliamente utilizadas por los egipcios en la elaboración de pomadas, es decir, de ungüentos elaborados con aceite o grasas que no penetran en la piel, así como perfumes. La esposa de Nerón solía tomar baños de leche caliente con miel para el cuidado de la piel. Y las damas de la corte francesa en el reinado de Luis XV empleaban miel en sus preparaciones de baño.

Otros productos producidos por las abejas, como el polen y la jalea real (*véase* figura 10), también han desempeñado un papel importante en la cosmecéutica (ciencia cosmética). El propóleo, por supuesto, no podía quedar fuera y, gracias al conocimiento de su eficacia y calidad, se ha usado cada vez más en preparaciones cosméticas.

A lo largo de los años, la industria cosmética ha estado particularmente interesada en la sustancia, sobre todo porque los estudios han demostrado su baja toxicidad, así como una buena compatibilidad con la piel. En cosméticos, el propóleo se emplea sobre todo por sus propiedades antibacterianas (desodorantes y antitranspirantes), sanadoras y antibacterianas (productos

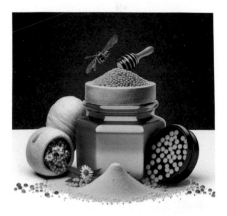

Figura 10

tiacné y *aftershave*), como agente anticaspa y desengrasante del cuero cabelludo (champú y lociones para el cabello), antiirritante y antibacteriano (enjuagues bucales y dentífrico), agente purificador (cremas y lociones limpiadoras de la piel), conservante (en todos los cosméticos) y antioxidante (cremas antienvejecimiento). Más recientemente, estudios en Japón en modelos de animales han demostrado la eficacia del propóleo a la hora de estimular el crecimiento del cabello. Sí, tal vez pronto el calvo se limitará a las marchas carnavalescas...

Para la producción de los preparados, la sustancia se incorpora a partir de métodos de extracción según el vehículo cosmético. Es decir, en el caso de cremas para la piel, geles, dentífricos, lociones, pomadas y champús, se utilizan diferentes tipos de disolventes para la extracción del propóleo. El uso industrial del propóleo requiere una estandarización precisa y un control de calidad.

Prospecto o manual de buen uso

Los extractos líquidos (*véase* figura 11) suelen ser las formulaciones más conocidas de propóleos comerciales, y se pueden encontrar diluidos en alcohol o en agua (acuosos); los segundos son los más adecuados para uso oral. Además de éstos, se pueden encontrar los aerosoles bucales, que, por lo general, contienen miel y se utilizan a menudo en trastornos de la garganta, así como aerosoles nasales.

El propóleo *in natura* tampoco es difícil de encontrar en el mercado, y se puede usar en fragmentos (piezas) o triturado para obtener un polvo, que puede ser ingerido en cápsulas o mezclado con alimentos y bebidas. Los fragmentos de propóleo se pueden masticar, siempre en pequeñas cantidades, para no causar problemas estomacales.

En el mercado, existen formulaciones para el tratamiento del herpes labial, ya que el efecto antiviral impide la evolución de la condición y la sanación facilita la regeneración del tejido labial. Incluso las inyecciones basadas en propóleo ya se han utilizado en animales con resultados positivos, lo que confiere la posibilidad de su uso en seres humanos. Además de éstos, hay una multitud de productos disponibles en el mercado brasileño e internacional que utilizan propóleo en su composición, como dulces y gomas de mascar.

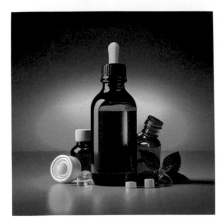

Figura 11

El propóleo también se puede encontrar en dentífricos, cremas, lociones, pomadas, champús, protectores labiales, preparados anticelulíticos y antiarrugas, entre otros.

Hay varios vehículos o preparaciones de propóleo que se pueden utilizar para las más diversas condiciones y usos (*véanse* ejemplos de estos vehículos en la figura 12).

Las siguientes sugerencias no son una garantía o atestiguan que, una vez empleadas en el tratamiento o prevención de una condición específica, las formulaciones de propóleo darán lugar a una cura o mejora de esta condición. Por lo tanto, consulta a un especialista antes de emplearlo y nunca reemplaces o interrumpas un tratamiento continuo con la sustancia sin el consejo de tu médico.

- **Acné**: lo ideal es es aplicar gel de propóleo sobre la piel limpia y extenderla suavemente 2 veces al día o cuando sea necesario.

- **Apósitos a base de propóleo para heridas, quemaduras y cortes**: en estos casos, el uso de polvo de propóleo es preferible al de extracto porque el polímero pastoso que compone el polvo de propóleo es más eficaz en la curación. Retira el polvo presente en las cápsulas de propóleo y utilízalo en las zonas afectadas. El uso de pomadas de propóleo también está indicado para estos casos.

- **Candidiasis**: según Michigan Medicine, un centro médico académico en la Universidad de Míchigan, deben aplicarse 20 gotas de extracto alcohólico de propóleo 4 veces al día.

- **Condiciones inflamatorias crónicas y agudas**: en casos de artritis, tendinitis y asma, se sugiere la toma de 2 cápsulas de 500 mg por día.

- **Curación de granos**: aplica de 1 a 2 gotas de extracto alcohólico de propóleo directamente en la zona, 4 o 5 veces al día.

- **Desintoxicante, estimulador del sistema inmunológico antiinflamatorio:** algunas farmacéuticas sugieren tomar diariamente 1 o 2 cápsulas o tabletas de propóleo (250 a 500 mg). Si utilizas extractos (acuosos o alcohólicos), la dosis para niños y adolescentes es de 3 a 6 gotas de agua (alrededor de 20 ml), 3 veces al día y, para adultos, de 15 a 20 gotas al día. Para el propóleo rojo, que es más potente, la dosis es de 2-4 gotas para los niños y 8-10 gotas para los adultos.

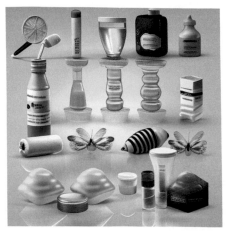

Figura 12

- **Dolor de garganta:** aplica 2 o 3 veces el chorro de pulverización directamente en la garganta hasta que la condición se normalice, o haz gárgaras, con la misma frecuencia, con 4-5 gotas de extracto de propóleo disueltas en agua (20 ml).

- **Dolor de oído:** aplica de 2 a 3 gotas de extracto de alcohol de propóleo en el oído y masajea bien. Prosigue de este modo que se atenúe la afección.

- **Gripe:** según The Michigan Medicine, la mayoría de los productores recomiendan 500 mg (2 cápsulas) 1 o 2 veces al día.

- **Enjuagues bucales y para uso oral:** añade un vial de extracto alcohólico de propóleo a un recipiente de cualquier enjuague disponible para prevenir la enfermedad de las encías y la acumulación de placa en la boca.

Herpes simple: utiliza una pomada de propóleo en las lesiones 4 veces al día durante 10 días hasta que observes la curación completa de las lesiones ulcerosas.

- **Herpes genital:** según The Michigan Medicine, la pomada de propóleo debe usarse en dichas lesiones 4 veces al día.

- **Higiene bucal:** diluye 5 gotas en 20 ml de agua tanto para el cepillado dental como para el enjuague bucal.

- **Infecciones respiratorias:** toma de 4 a 8 g de propóleo al día para tratar infecciones respiratorias. Durante los meses pico de resfriados y gripe, utiliza 500 mg de propóleo al día como medida preventiva.

- **Infecciones e inflamaciones de la boca**: se recomienda disolver lentamente en la boca de 3 a 4 comprimidos de propóleo al día hasta que se controle la condición.

- **Lesiones deportivas, picaduras, giros, sinusitis y rinitis alérgica**: usa de 4 a 7 g (o dosis de 4 a 7 gotas de medidor de gotas) durante 3 a 6 días o hasta que la condición mejore.

- **Limpieza de la piel**: mezcla 1 cucharada de arcilla, 1 cucharada de miel y 15 gotas de extracto de propóleo, exfolia y enjuaga la piel.

- **Moho en el medio ambiente:** usa propóleo diluido en agua en un difusor aromático de cerámica. Aplica de 15 a 20 gotas periódicamente para la desinfección del aire para combatir bacterias, virus y hongos.

- **Problemas respiratorios**: se pueden verter unas gotas de propóleo en agua hervida (inhalar periódicamente) y/o inhalar con vapor.

- **Rejuvenecimiento de la piel:** agrega 2-3 gotas de propóleo alco hólico a 1 cucharadita de la crema facial de tu elección y aplica suavemente sobre la piel.

Interacción farmacológica y a base de hierbas

Algunos extractos líquidos de propóleo que contienen alcohol pueden producir náuseas si se ingieren al mismo tiempo con metronidazol o disulfiram, este último utilizado en el tratamiento del alcoholismo. Hay estudios que también sugieren efectos sinérgicos (juntos) de propóleo cuando se asocia con algunos antibióticos como la amoxicilina o la ampicilina, lo que significa que la asociación de propóleo con estos antibióticos potencia su eficacia, así que no deben mezclarse sin consultar previamente con el médico.

El propóleo también puede interactuar con hierbas y suplementos como anticoagulantes, antimicrobianos, inmunoestimulantes, inmunosupresores y agentes de osteoporosis.

En cambio, estudios recientes han demostrado que el propóleo no interactúa con cafeína, losartán, omeprazol, metoprolol, midazolam y fexofenadina.

Reacciones alérgicas

Hay varios casos de reacciones alérgicas al propóleo descritos en la bibliografía médica. No obstante, y a pesar de que los efectos no deseados más comunes son irritaciones de la piel y prurito, la toxicidad de los propóleos es poco frecuente, y estudios de laboratorio en modelos animales y humanos sugieren que su uso es seguro. Sin embargo, no es raro que algunas personas sufran reacciones alérgicas a distintos tipos de alimentos, productos químicos, e incluso a los cambios estacionales. Esto significa que algunos individuos son más propensos a desarrollar condiciones cuando se exponen al alérgeno. Por lo tanto, es prudente utilizar propóleo en pequeñas ntidades los primeros días y aumentar la cantidad gradualmente para probar la compatibilidad de la sustancia.

También se sabe que el bálsamo de Perú (aceite de bálsamo), así como el propóleo, pueden causar reacciones alérgicas en algunos individuos. Por lo tanto, las personas propensas a condiciones alérgicas deben evitar el uso conjunto de estas sustancias y, si aparecen reacciones alérgicas, consultar a su médico.

Los recientes avances diagnósticos y terapéuticos permiten que personas alérgicas al propóleo puedan emplearlo. Los médicos que se especializan en homeopatía y medicina antroposófica pueden ayudarles a usarlo de forma segura.

Uso de propóleo durante el embarazo/lactancia

No existe evidencia científica que recomiende el uso de propóleo durante el embarazo o en el período de lactancia. La mayoría de los extractos de propóleo líquidos contienen alcohol y deben evitarse durante el período gestacional. Sin embargo, hoy en día hay extractos de propóleos líquidos a base de agua, que se pueden tomar durante el embarazo siempre que exista un seguimiento médico.

Por último, otro aspecto importante es el origen del propóleo y su control de calidad. Por lo tanto, lee siempre el prospecto de preparación de propóleo y asegúrate de que el producto cuente con certificado de calidad.

Epílogo: una conclusión abierta

Estamos acostumbrados a escuchar a amigos y familiares, leer en periódicos y redes sociales y a través de medios electrónicos, como la radio y la televisión, testimonios en los que se habla de las acciones terapéuticas del propóleo. En el capítulo «Diez informes de posibles usos», tratamos de proporcionar algunos ejemplos de esta práctica.

Nuestro principal objetivo a lo largo de este trabajo, sin embargo, ha sido guiar a nuestro lector en el disfrute del propóleo con conocimiento de causa, desde su producción hasta el consumo. La cuestión fundamental es que el uso de productos que promueven la salud y el bienestar siempre se haga con el apoyo de material científico, elaborado a través de investigaciones serias, pero fácilmente disponibles para el lector. Esto es importante, sobre todo, en el contexto de un producto natural utilizado mucho en la medicina alternativa y la medicina popular.

En cualquier caso, somos muy conscientes de que la salud es algo complejo que la Organización Mundial de la Salud define como «un estado de completo bienestar físico, mental y social y no sólo ausencia de enfermedades y dolencias». Aunque dicha definición es objeto de crítica, pues se trata de un alto ideal a alcanzar, lo cierto es que es necesario tener en cuenta que el consumo de alimentos y productos naturales, así como la práctica de la actividad física, están relacionados con la mejora del estado físico del individuo.

Sin embargo, otros elementos son vitales para el equilibrio emocional, mental y social. Siempre que se perciban cambios, se recomienda consultar a un especialista, ya sea un médico o un psicólogo, que se encargará de los aspectos psicológicos y/o mentales, según sea necesario. Sobre todo, es preciso entender que el ser humano también es parte de la naturaleza. En otras palabras, necesita verse a sí mismo y su relación con el medio ambiente, ya sea que formen parte de su mundo natural como de su mundo relacional, es decir, la familia, los amigos, la comunidad, el lugar de trabajo y la sociedad en general.

Estas esferas pueden incluir también el campo de la espiritualidad en sus diversas formas y el del servicio, en el sentido de que los seres humanos ayudan con los recursos que tienen disponibles, como el tiempo libre, acciones enfocadas a la comunidad, o acciones humanitarias. Es el conjunto de estas esferas lo que hace que el ser humano sienta que pertenece y es activo como individuo en los diversos campos de acción posibles. Pero el primer pilar, a menudo, es sentirse bien físicamente; dicho pilar, para el cual el propóleo ha demostrado ser tan saludable, es la base de una vida plena, larga y feliz.

Apéndice: los principales estudios científicos en humanos

El objetivo de este apéndice es presentar una ficha técnica de 69 estudios sobre los efectos del propóleo en los seres humanos. Este apartado informativo incluye la condición estudiada, el tipo de estudio (antes y después, ensayo clínico comparativo o aleatorizado), el año en el que se realizó el estudio, el país, el tratamiento para el grupo de propóleo (número n de participantes), el tratamiento para el grupo de control (número n de participantes) y la conclusión del estudio. Este apéndice también permite a los lectores buscar diferentes tipos de tratamientos con propóleo para diversas condiciones médicas.

1. Úlceras en pies en pacientes diabéticos

- **Tipo de estudio:** comparativo
- **Año:** 2014
- **País:** Australia
- **Grupo de propóleo:** (n = 24); aplicación de gel de propóleo una vez a la semana durante 6 semanas
- **Grupo de control:** (n = 80); tratamiento convencional
- **Conclusión:** curación más rápida de las heridas en los pies en el grupo de propóleo.

Cervicitis aguda, vaginitis y ulceración (herida) del cuello uterino

- **Tipo de estudio:** comparativo
- **Años:** 1995 y 1996
- **País:** Cuba
- **Grupo de propóleo:** (n = 20); aplicación de tintura de propóleo (5 por 100) una vez al día durante 7 a 10 días
- **Grupo de control:** (n = 20); tratamiento convencional
- **Conclusión:** resultados superiores en el grupo de propóleo con la eliminación de exudado (descarga) y la curación del cuello uterino.

3. Heridas faciales

- **Tipo de estudio:** antes y después
- **Año:** 1997
- **País:** Cuba
- **Grupo de propóleo:** (n = 10); aplicación de tintura de propóleo (5 por 100) una vez al día durante 7 días
- **Conclusión:** curación total de las heridas de la cara después de 7 días (sólo 1 paciente necesitó 13 días para la curación total de las heridas de la cara).

4. Úlceras crónicas (vasculares, diabetes)

- **Tipo de estudio:** antes y después
- **Año:** 2007
- **País:** Brasil
- **Grupo de propóleo:** (n = 20); aplicación de pomada de propóleo una vez al día durante 20 semanas
- **Conclusión:** curación total de heridas crónicas después de 13 semanas.

5. Caries dental

- **Tipo de estudio:** ensayo clínico aleatorizado
- **Año:** 2000
- **País:** Cuba
- **Grupo de propóleo:** (n = 24); dentífrico de propóleo durante 18 meses (10 ciclos de cepillado, 21 días de cepillado diario al mes)
- **Grupo de control:** (n = 19); dentífrico sin ingrediente activo durante el mismo período
- **Conclusión:** reducción significativa en el número de caries en el grupo de propóleo en comparación con el grupo de control.

6. Estomatitis aftosa («afta bucal»)

- **Tipo de estudio:** estudio comparativo
- **Año:** 2007
- **País:** Cuba
- **Grupo de propóleo:** (n = 66); aplicación de tintura de propóleo (5 por 100) una vez al día hasta 7 días
- **Grupo de control:** (n = 160); tratamiento convencional
- **Conclusión:** eliminación del afta bucal y sus síntomas (dolor) en el grupo de propóleo al cabo de 3 días (algunos casos en 7 días), a diferencia del grupo de control, que le llevó de 7 a 10 días para la desaparición del afta bucal y sus síntomas.

7. Acción contra las bacterias en la saliva que causan caries dental

- **Tipo de estudio:** antes y después
- **Año:** 2007
- **País:** Brasil
- **Grupo de propóleo:** (n = 41); enjuague bucal con geopropóleo 3 veces al día durante 7 días

Conclusión: reducción de los niveles de saliva con bacterias que causan caries dental en el 50 por 100 (mitad) de los pacientes.

_____

- **Tipo de estudio:** ensayo clínico aleatorizado
- **Año:** 2013
- **País:** Brasil
- **Grupo de propóleo:** (n = 20); enjuague bucal sin alcohol de propóleo (2 por 100). 15 ml durante 45 segundos 2 veces al día durante 28 días
- **Grupo de control:** (n = 40); enjuague bucal de clorhexidina, enjuague bucal placebo (sin ingrediente activo)
- **Conclusión:** en el grupo de propóleo, reducción significativa de los niveles de saliva con las bacterias que causan caries dentales en comparación con el grupo de control.

_____

- **Tipo de estudio:** antes y después
- **Año:** 2015
- **País:** India
- **Grupo de propóleo:** (n = 30); dentífrico con propóleo una vez al día 3 minutos durante 4 semanas
- **Conclusión:** el cepillado con dentífrico con propóleo redujo significativamente los niveles de saliva con las bacterias que causan caries.

8. Parotitis bacteriana recurrente (inflamación parótida) en niños

- **Tipo de estudio:** antes y después
- **Año:** 2009
- **País:** Cuba
- **Grupo de propóleo:** (n = 12); enjuague bucal de propóleo (5 por 100) durante 2 minutos una vez al día durante 30 días,

30 días de descanso, nuevo ciclo durante 30 días con enjuague bucal de propóleos

- **Conclusión:** después de 6 meses 8 pacientes se curaron, y 4 pacientes demostraron mejoría sin necesidad de antibióticos.

9. Alveolitis dental (retraso en la curación del alvéolo después de la extracción del diente)

- **Tipo de estudio:** estudio comparativo
- **Año:** 2012
- **País:** Cuba
- **Grupo de propóleo:** (n = 30); aplicación de tintura de propóleo (5 por 100)
- **Grupo de control:** (n = 60); tratamiento convencional
- **Conclusión:** eliminación de los síntomas en el 60 por 100 de los pacientes después de 3 días en el grupo de propóleo, mientras que el grupo de control tardó de 5 a 7 días en la desaparición de los síntomas.

10. Esteatohepatitis no alcohólica (enfermedad del hígado graso no alcohólico)

- **Tipo de estudio:** ensayo clínico aleatorizado
- **Año:** 2014
- **País:** Cuba
- **Grupo de propóleo:** (n = 20); ingesta de 6 ml de solución de propóleo rojo (5 por 100) diluido en agua 2 veces al día durante un año
- **Grupo de control:** (n = 20); ingesta de solución placebo diluida en agua 2 veces al día durante un año
- **Conclusión:** el uso continuo de una solución de propóleo rojo durante un año en el grupo de propóleo fue eficaz en la regresión de los indicadores de enfermedad del hígado graso no

alcohólico, así como en la reducción del colesterol (LDL) y los triglicéridos.

11. Diabetes tipo 2

- **Tipo de estudio:** ensayo clínico aleatorizado
- **Año:** 2017
- **País:** Irán
- **Grupo de propóleo:** (n = 33); 3 píldoras de propóleo (300 x 3 x 900 mg) por día durante 3 meses
- **Grupo de control:** (n = 33); 3 píldoras de placebo (300 x 3 x 900 mg) por día durante 3 meses
- **Conclusión:** disminución significativa en los niveles de glucosa en sangre en ayunas y hemoglobina A1c, así como una influencia positiva en los niveles de colesterol en el grupo de propóleo en comparación con el grupo de control.

_____

- **Tipo de estudio:** ensayo clínico aleatorizado
- **Año:** 2016
- **País:** Estados Unidos
- **Grupo de propóleo:** (n = 24); tratamiento de las encías (raspado periodontal), más la ingesta de una pastilla de propóleo (400 mg) por día durante 6 meses
- **Grupo de control:** (n = 26); tratamiento de las encías (raspado periodontal), más la ingesta de una píldora placebo por día durante 6 meses
- **Conclusión:** disminución significativa en los niveles de glucosa en sangre en ayunas, hemoglobina A1c y carboximetil lisina en el grupo de propóleo en comparación con el grupo de control.

_____

- **Tipo de estudio:** ensayo clínico aleatorizado
- **Año:** 2018

- **País:** China
- **Grupo de propóleo:** (n = 31); ingesta de una pastilla de propóleo (900 mg) por día durante 18 semanas
- **Grupo de control:** (n = 30); tratamiento convencional
- **Conclusión:** disminución significativa en los niveles de parámetros antioxidantes medidos en sangre en el grupo de propóleo.

12. Periodontitis crónica
(enfermedad de las encías con destrucción ósea)

- **Tipo de estudio:** ensayo clínico aleatorizado
- **Año:** 2016
- **País:** Estados Unidos
- **Grupo de propóleo:** (n = 24); tratamiento de las encías (raspado periodontal), más la ingesta de una pastilla de propóleo (400 mg) por día durante 6 meses
- **Grupo de control:** (n = 26); tratamiento de las encías (raspado periodontal), más la ingesta de una píldora placebo por día durante 6 meses
- **Conclusión:** mejora significativa en la periodontitis en el grupo de propóleo en comparación con el grupo de control.

13. Inflamación de las encías (con sangrado)

- **Tipo de estudio:** ensayo clínico aleatorizado
- **Año:** 2014
- **País:** Brasil
- **Grupo de propóleo:** (n = 20); enjuague bucal con propóleo (2 por 100) 2 veces al día durante 28 días
- **Grupo de control:** (n = 40); enjuague bucal con placebo o clorhexidina (0,12 por 100) 2 veces al día durante 28 días
- **Conclusión:** mejora en los niveles de inflamación de las encías en adultos menores de 40 años de edad para el grupo de propóleo en comparación con los grupos de clorhexidina y placebo.

- **Tipo de estudio:** ensayo clínico aleatorizado
- **Año:** 2014
- **País:** Brasil
- **Grupo de propóleo:** (n = 21); enjuague bucal con propóleo (2 por 100) 2 veces al día durante 21 días
- **Grupo de control:** (n = 21); enjuague bucal con flúor/CPC (0,05 por 100) 2 veces al día durante 21 días
- **Conclusión:** mejora equivalente para ambos grupos en los niveles de inflamación de las encías.

14. Estomatitis (candidiasis) por el uso de prótesis dentales

- **Tipo de estudio:** ensayo clínico aleatorizado
- **Año:** 2017
- **País:** Brasil
- **Grupo de propóleo:** (n = 20); gel de propóleo (2 por 100) una vez al día durante 2 semanas
- **Grupo de control:** (n = 20); gel de miconazol (2 por 100) una vez al día durante 2 semanas
- **Conclusión:** disminución significativa en ambos grupos de los síntomas de la candidiasis con una tasa de curación de aproximadamente el 70 por 100 de los pacientes después de 2 semanas.

15. Estomatitis aftosa recurrente (afta en la boca)

- **Tipo de estudio:** ensayo clínico aleatorizado
- **Año:** 2017
- **País:** España
- **Grupo de propóleo:** (n = 25); cauterización con propóleo 2 veces al día durante 21 días
- **Grupo de control:** (n = 100); cauterización con nitrato de plata, extracto de ruibarbo, extracto de nuez y placebo 2 veces al día durante 21 días

- **Conclusión:** el tiempo medio de curación para el grupo de control fue de 9 días, mientras que en el grupo de propóleo el tiempo medio de curación fue de 7 a 8 días.

- **Tipo de estudio:** ensayo clínico aleatorizado
- **Año:** 2014
- **País:** Macedonia
- **Grupo de propóleo:** (n = 10); espray de propóleo 3-4 veces al día durante 8 días
- **Grupo de control:** (n = 10); espray placebo 3-4 veces al día durante 8 días
- **Conclusión:** disminución significativa tanto del dolor como del área afectada por candidiasis en el grupo de propóleo en comparación con el grupo de control.

- **Tipo de estudio:** ensayo clínico aleatorizado
- **Año:** 2009
- **País:** China
- **Grupo de propóleo:** (n = 76); extracto de propóleo 2 veces al día durante 7 días
- **Grupo de control:** (n = 76); extracto de placebo 2 veces al día durante 7 días
- **Conclusión:** reducción del dolor y el área del herpes labial superior en el grupo de propóleo en comparación con el grupo de control.

- **Tipo de estudio:** ensayo clínico aleatorizado
- **Año:** 2007
- **País:** Estados Unidos
- **Grupo de propóleo:** (n = 10); cápsula de propóleo una vez al día durante 6 meses

- **Grupo de control:** (n = 9); cápsula placebo una vez al día durante 6 meses
- **Conclusión:** reducción de brotes de herpes labial y mejora en la calidad de vida en el grupo de propóleo en comparación con el grupo de control.

- **Tipo de estudio:** ensayo clínico aleatorizado
- **Año:** 2018
- **País:** Egipto
- **Grupo de propóleo:** (n = 12); película mucoadhesiva de 2 cm² con propóleo en la úlcera bucal durante 20 segundos 2 veces al día
- **Grupo de control:** (n = 12); película mucoadhesiva de 2 cm² con placebo en la úlcera bucal durante 20 segundos 2 veces al día
- **Conclusión:** el inicio de la reducción del tamaño de la úlcera, la curación completa y el alivio del dolor fueron superiores en el grupo de propóleo en comparación con el grupo de placebo al emplear la tecnología de película oromucoadhesiva.

16. Infección fúngica (mucositis) causada por la radiación para el tratamiento oncológico

- **Tipo de estudio:** antes y después
- **Año:** 2014
- **País:** Brasil
- **Grupo de propóleo:** (n = 24); gel de propóleo (5 por 100) 3 veces al día durante 2 semanas (a partir de un día antes del inicio del tratamiento)
- **Conclusión:** 20 de 24 pacientes no desarrollaron mucositis después de someterse a radiación para el tratamiento oncológico.

17. Otitis media (dolor de oído) en niños

- **Tipo de estudio:** ensayo clínico aleatorizado
- **Año:** 2010
- **País:** Italia
- **Grupo de propóleo:** (n = 61); solución (líquido) de propóleo y zinc una vez al día durante 3 meses, y eliminación de factores de riesgo ambientales como usar chupete, estar en la escuela a tiempo completo y humo de segunda mano
- **Grupo de control:** (n = 61); eliminación de factores de riesgo ambiental
- **Conclusión:** reducción significativa en el número de episodios de otitis media en el grupo de propóleo en comparación con el grupo de control.

18. Verrugas

- **Tipo de estudio:** ensayo clínico aleatorizado
- **Año:** 2009
- **País:** Egipto
- **Grupo propóleo:** (n = 45); ingesta diaria de solución de propóleo (líquido) durante 3 meses
- **Grupo de control:** (n = 90); ingesta diaria de solución de equinácea (líquido) o placebo durante meses
- **Conclusión:** después de 3 meses, el 75 por 100 de los pacientes del grupo de propóleo se curaron. Estos resultados fueron superiores a los pacientes del grupo de control.

19. Infecciones del tracto respiratorio en niños
   (fiebre, rinorrea, tos frecuente durante el día y noche)

- **Tipo de estudio:** ensayo clínico aleatorizado
- **Año:** 2004
- **País:** Israel

- **Grupo de propóleo:** (n = 215); ingesta 2 veces al día de solución de propóleo + equinácea + vitamina C durante 12 semanas
- **Grupo de control:** (n = 215); ingesta 2 veces al día de solución placebo durante 12 semanas
- **Conclusión:** después de 12 semanas, el número total de días que un niño enfermó y la duración individual de los episodios de la enfermedad fue significativamente más corta en el grupo de propóleo en comparación con el grupo de control.

20. Asma

- **Tipo de estudio:** estudio comparativo
- **Año:** 2003
- **País:** Egipto
- **Grupo de propóleo:** (n = 22); una vez al día la ingesta de solución de propóleo durante 2 meses
- **Grupo control:** (n = 24); una vez al día la ingesta de solución placebo durante 2 meses
- **Conclusión:** después de 2 meses, en el grupo de propóleo, el número de ataques de asma nocturna disminuyó, hubo una mejora significativa en las funciones pulmonares, y una disminución en los niveles de mediadores inflamatorios en comparación con el grupo de control.

21. Vaginitis (recurrente y aguda)

- **Tipo de estudio:** antes y después
- **Año:** 2005
- **País:** Austria
- **Grupo de propóleo:** (n = 54); ducha vaginal con solución de propóleo acuoso (5 por 100) diario durante días
- **Conclusión:** más del 87 por 100 de los pacientes tuvieron mejoría después del tratamiento con propóleo. Estos resultados duraron en el 61 por 100 de los pacientes hasta 6 meses.

- **Tipo de estudio:** ensayo clínico aleatorizado
- **Año:** 2016
- **País:** Irán
- **Grupo de propóleo:** (n = 23); crema de propóleo vaginal (3 g) diariamente durante 7 días
- **Grupo de control:** (n = 50); gel vaginal de metronidazol (antibiótico) diariamente durante 7 días
- **Conclusión:** los pacientes del grupo de propóleo tuvieron una disminución de los síntomas de vaginitis (y la consecuente actividad antibacteriana probada) más alta que en el grupo de control.

22. Quemadura de segundo grado

- **Tipo de estudio:** estudio comparativo
- **Año:** 2002
- **País:** Brasil
- **Grupo de propóleo:** (n = 23); pomada de propóleo inicialmente y cada 3 días
- **Grupo de control:** (n = 23); pomada de sulfadiazina de plata inicialmente y cada 3 días
- **Conclusión:** los pacientes del grupo de propóleo tuvieron una curación más rápida de las quemaduras que el grupo de control.

23. Varices en la pierna con úlcera (herida)

- **Tipo de estudio:** ensayo clínico aleatorizado
- **Año:** 2013
- **País:** Polonia
- **Grupo de propóleo:** (n = 28); pomada de propóleo + lavado con cloruro de sodio + solución de decompresión que va de 7 a 42 sesiones
- **Grupo de control:** (n = 28); lavado con cloruro de sodio + solución de compresión que va de 28 a 102 sesiones

onclusión: la cicatrización completa de la herida se produjo 1 6 semanas para el grupo de propóleo, a diferencia del grupo control, en cuyos miembros tuvo lugar la cicatrización completa de la herida después de 16 semanas.

Herpes genital

- **Tipo de estudio:** ensayo clínico aleatorizado
- **Año:** 2000
- **País:** Ucrania
- **Grupo de propóleo:** (n = 30); pomada de propóleo 4 veces al día durante 10 días
- **Grupo de control:** (n = 60); pomada de aciclovir (n-30) y pomada de placebo (n-30) 4 veces al día durante 10 días
- **Conclusión:** la pomada que contiene propóleo fue más eficaz que las pomadas de aciclovir y el placebo para curar heridas genitales y reducir los síntomas locales.

25. Estimulación de la respuesta inmunitaria

- **Tipo de estudio:** antes y después
- **Año:** 1999
- **País:** Alemania
- **Grupo de propóleo:** (n = 10); 2 cápsulas de propóleo (500 mg) por la mañana durante 13 días
- **Conclusión:** aumento significativo en la capacidad de producción de marcadores inmunológicos después de 13 días de ingesta de propóleo.

26. Curación de heridas quirúrgicas en la boca

- **Tipo de estudio:** estudio comparativo
- **Año:** 1994
- **País:** Brasil

- **Grupo de propóleo:** (n = 9); enjuague bucal de solución de propóleo (5 por 100) 5 veces al día durante 7 días después de la cirugía
- **Grupo de control:** (n = 18); los pacientes no hicieron nada (n=9) y se aplicaron el enjuague bucal de la solución de alcohol (5 por 100) 5 veces al día durante 7 días después de la cirugía
- **Conclusión:** ligera mejora en la cicatrización de heridas en el grupo de propóleo 45 días después de la cirugía en comparación con los grupos de control.

27. Giardiasis (parásitos)

- **Tipo de estudio:** estudio comparativo
- **Año:** 1988
- **País:** Cuba
- **Grupo de propóleo:** (n = 69); ingesta de extracto de propóleo (10 a 30 por 100) durante 5 días
- **Grupo de control:** (n = 69); ingesta de tinidazol durante 5 días
- **Conclusión:** la tasa de curación fue del 52 por 100 para los niños (extracto de propóleo al 10 por 100), 40 por 100 para adultos (extracto de propóleo al 20 por 100) y 60 por 100 para adultos que ingieren propóleo al 30 por 100. En los participantes que ingieren tinidazol, la tasa de curación fue del 40 por 100.

28. Infección urinaria recurrente en mujeres (cistitis)

- **Tipo de estudio:** antes y después del estudio
- **Año:** 2017
- **País:** Italia
- **Grupo de propóleo:** (n = 100); 1 sobre de arándanos rojos + propóleo + D-manose por día en los primeros 10 días del mes durante 3 meses

- **Conclusión:** de los 100 participantes, 92 tuvieron una cura completa en cuanto a los síntomas de la cistitis.

29. Tratamiento de la psoriasis

- **Tipo de estudio:** antes y después del estudio
- **Año:** 2018
- **País:** Egipto
- **Grupo de propóleo:** (n = 857); crema a base de propóleo (50 por 100) y aloe (3 por 100) durante 12 semanas
- **Conclusión:** en el 86 por 100 de los participantes, el 62 por 100 tuvo excelentes resultados y el 24 por 100 tuvo buenos resultados después de 12 semanas.

30. Tratamiento de la infección por hongos en las uñas (tiña de uñas)

- **Tipo de estudio:** antes y después del estudio
- **Año:** 2018
- **País:** Brasil
- **Grupo de propóleo:** (16); dos gotas de extracto de propóleo dos veces al día durante 2 meses en las uñas con tiña
- **Conclusión:** 9 de cada 16 participantes presentaron una cura completa, y 5 de cada 16 participantes, una cura parcial.

31. Curación después de la amigdalectomía (extirpación de amígdalas)

- **Tipo de estudio:** ensayo clínico aleatorizado
- **Año:** 2017
- **País:** Corea del Sur
- **Grupo de propóleo:** (n = 65); gel de propóleo después de la cirugía y enjuague bucal de propóleo durante 10 días
- **Grupo placebo:** (n = 65); gel y enjuague bucal placebo

- **Conclusión:** reducción significativa del dolor y hemorragia en el grupo de propóleo, así como una curación más rápida después de 10 días en comparación con el grupo placebo.

32. Efectos del propóleo en la inflamación sistémica y deterioro cognitivo en pacientes de edad avanzada que viven a gran altitud

- **Tipo de estudio:** ensayo clínico aleatorizado
- **Año:** 2018
- **País:** Tíbet
- **Grupo de propóleo:** (n = 30); cápsulas con propóleo (1 g por día) durante 24 meses
- **Grupo de control:** (n = 30); cápsulas de placebo (1 g por día) durante 24 meses
- **Conclusión:** ingesta de propóleo durante más de 12 meses protegido contra el deterioro cognitivo y promovida en paralelo la reducción de la inflamación sistémica.

33. Comparación del uso de lápiz de labios de propóleo con pomada de acyclovir en la curación de lesiones por herpes labial

- **Tipo de estudio:** ensayo clínico aleatorizado
- **Año:** 2017
- **País:** República Checa
- **Grupo de propóleo:** (n = 189); lápiz de labios de propóleo 5 veces al día durante 10 días
- **Grupo de control:** (n = 190); pomada de aciclovir 5 veces al día durante 10 días
- **Conclusión:** el tiempo promedio para la curación de lesiones por herpes labial en el grupo de propóleo fue de 4 días y para el grupo de control, de 5 días.

4. Aerosol nasal de propóleo en el tratamiento de la rinitis aguda y la gripe en niños

- **Tipo de estudio:** antes y después del estudio
- **Año:** 2017
- **País:** España
- **Grupo de propóleo:** (n = 14); espray nasal de propóleo 3 veces al día durante 7 días
- **Conclusión:** después de 7 días, ninguno de los niños presentó síntomas de rinitis aguda o gripe.

35. Efecto del propóleo en el tratamiento del plan liquen

- **Tipo de estudio:** estudio comparativo
- **Año:** 2018
- **País:** India
- **Grupo de propóleo:** (n = 12); gel de propóleo 3 veces al día durante 15 días
- **Grupo de control:** (n = 15); aplicación de triamcinolona acetamida 3 veces al día durante 15 días
- **Conclusión:** ambos grupos fueron comparables en la reducción del dolor y el eritema (lesión del plan de líquenes) después de 15 días.

36. Efectos de un jarabe de propóleo en la esofagitis de pacientes en el tratamiento de radiación y quimioterapia para el cáncer de pulmón

- **Tipo de estudio:** estudio comparativo
- **Año:** 2018
- **País:** Italia
- **Grupo de propóleo:** (n = 45); jarabe de propóleo (Faringel)
- **Grupo de control:** (n = 55); sin tratamiento

- **Conclusión:** la esofagitis se retrasó en el grupo que ingirió jarabe de propóleo.

37. Efectos del dentífrico con propóleo y aceite de árbol de té en la placa dental y la salud de las encías

- **Tipo de estudio:** estudio comparativo
- **Año:** 2017
- **País:** Polonia
- **Grupo de propóleo:** (n = 25); cepillado con dentífrico con propóleo y aceite de árbol de té 2 veces al día durante 28 días
- **Grupo de control:** (n = 26); cepillado con dentífrico sin los ingredientes activos 2 veces al día durante 28 días
- **Conclusión:** el grupo de propóleo fue superior al grupo placebo en la reducción de la acumulación de placa dental y el sangrado gingival.

38. Tratamiento de la mucositis oral después de la quimioterapia para el cáncer de mama

- **Tipo de estudio:** estudio comparativo
- **Año:** 2017
- **País:** Italia
- **Grupo de propóleo:** (n = 30); enjuague bucal con extracto de propóleo y bicarbonato de sodio durante 21 días
- **Grupo de control:** (n = 30); enjuague bucal con bicarbonato de sodio durante 21 días
- **Conclusión:** el grupo de propóleo fue superior al grupo placebo sin aparición de mucositis durante el período de observación del estudio (6 meses).

39. Tratamiento de la enfermedad renal crónica

- **Tipo de estudio:** ensayo clínico aleatorizado
- **Año:** 2019
- **País:** Brasil
- **Grupo de propóleo:** (n = 18); propóleo 500 mg/día durante 12 meses
- **Grupo de control:** (n = 14); placebo 500 mg/día durante 12 meses
- **Conclusión:** el grupo de propóleo tuvo una reducción significativa de la proteinuria en pacientes renales crónicos de etiología diabética y no diabética en comparación con el grupo placebo.

40. Tratamiento de pacientes con diabetes tipo 2

- **Tipo de estudio:** ensayo clínico aleatorizado
- **Año:** 2019
- **País:** Irán
- **Grupo de propóleo:** (n = 31); propóleo 1500 mg/día durante 2 meses
- **Grupo de control:** (n = 31); placebo 1500 mg/día durante 2 meses
- **Conclusión:** el grupo de propóleo tuvo una mejora significativa en el control glucémico, resistencia a la insulina y capacidad antioxidante en comparación con el grupo placebo.

41. Desintoxicación de marcadores de tabaco en la orina de fumadores

- **Tipo de estudio:** ensayo clínico aleatorizado
- **Año:** 2019
- **País:** Corea del Sur
- **Grupo de propóleo** (n = 10); propóleo 600 mg/día durante 4 semanas
- **Grupo de control A:** (n = 10); aloe 600 mg/día durante 4 semanas

- **Grupo de control B:** (n = 10); aloe 420 mg-propóleo 180 mg/día durante 4 semanas
- **Grupo de control C:** (n = 10); fumadores que no recibieron terapia
- **Conclusión:** el grupo de propóleo y los grupos de control A y B estimularon significativamente la excreción de marcadores de tabaco en fumadores en comparación con el grupo de control C.

42. Tratamiento del herpes labial

- **Tipo de estudio:** ensayo clínico aleatorizado
- **Año:** 2019
- **País:** Eslovaquia
- **Grupo de propóleo:** (n = 199); crema labial de propóleo al 0,5 por 100, 5 veces al día durante 3 días
- **Grupo de control:** (n = 198); crema labial de aciclovir al 5 por 100, 5 veces al día durante 4 días
- **Conclusión:** el grupo de propóleo fue más eficaz para atrapar el herpes labial que el grupo de control.

43. Limpieza de la dentadura

- **Tipo de estudio:** ensayo clínico aleatorizado
- **Año:** 2019
- **País:** Brasil
- **Grupo de propóleo:** (n = 10); solución de propóleo
- **Grupo de control A:** (n = 10); solución salina
- **Grupo de control B:** (n = 10); peróxido alcalino
- **Conclusión:** el grupo de propóleo tuvo un efecto antimicrobiano intermedio en bacterias y hongos en las dentaduras postizas.

44. Curación del pie diabético

- **Tipo de estudio:** ensayo clínico aleatorizado
- **Año:** 2019
- **País:** Chile
- **Grupo de propóleo:** (n = 21); propóleo 3 por 100 solución diaria durante 8 semanas
- **Grupo de control:** (n = 11); tratamiento convencional durante 8 semanas
- **Conclusión:** el grupo de propóleo mostró una mejora significativa en la curación de las heridas de los pies en comparación con el grupo de control.

45. Recurrencia de una infección baja del tracto urinario en mujeres (cistitis recurrente)

- **Tipo de estudio:** ensayo clínico aleatorizado
- **Año:** 2019
- **País:** Francia
- **Grupo de propóleo:** (n = 42); solución de propóleo más arándanos diariamente durante 6 meses
- **Grupo de control:** (n = 43); solución placebo durante 6 meses
- **Conclusión:** la suplementación con arándanos y propóleo redujo significativamente la incidencia de infecciones del tracto urinario durante los primeros 3 meses y retrasó la aparición de un episodio de cistitis.

46. Efectos del barniz de propóleo rojo en bacterias que causan caries

- **Tipo de estudio:** ensayo clínico aleatorizado
- **Año:** 2020
- **País:** Brasil
- **Grupo de propóleo:** (n = 6); 1 por 100 barniz de propóleo rojo

- **Grupo de propóleo:** (n = 6); 2,5 por 100 barniz de propóleo rojo
- **Grupo de propóleo:** (n = 6); barniz de propóleo rojo del 5 por 100
- **Grupo de propóleo:** (n = 6); barniz de propóleo rojo del 10 por 100
- **Conclusión:** la mayor reducción porcentual de las bacterias que causan caries fue en el grupo de 2,5 por 100 de barniz de propóleo rojo.

47. Efectos del propóleo en pacientes hospitalizados con COVID-19

- **Tipo de estudio:** ensayo clínico aleatorizado
- **Año:** 2021
- **País:** Brasil
- **Grupo de propóleo:** (n = 40); estándar de atención más 400 mg por vía oral de propóleo durante 7 días
- **Grupo de propóleo:** (n = 42); estándar de atención más 800 mg por vía oral de propóleo durante 7 días
- **Grupo de control:** (n = 42); estándar de atención
- **Conclusión:** la duración de la estancia hospitalaria después de la intervención fue más corta en ambos grupos de propóleo que en el grupo de control. El propóleo no afectó significativamente la necesidad de suplementación de oxígeno. En el grupo de propóleo de alta dosis, hubo una menor tasa de lesión renal aguda que en el grupo de control.

48. Enjuague bucal de propóleo para prevenir la mucositis inducida por radioterapia

- **Tipo de estudio:** ensayo clínico aleatorizado
- **Año:** 2022
- **País:** Malasia
- **Grupo de propóleo:** (n = 10); 7 ml de enjuague bucal de propóleo al 2,5 por 100 3 veces al día durante 6 semanas

- **Grupo de control:** (n = 7); 7 ml de enjuague bucal placebo 3 veces al día durante 6 semanas
- **Conclusión:** el enjuague bucal de propóleo al 2,5 por 100 fue efectivo para reducir la gravedad de la mucositis oral en comparación con el grupo de control.

49. Eficacia del propóleo y la N-acetilcisteína (NAC) en la enfermedad pulmonar obstructiva crónica (EPOC)

- **Tipo de estudio:** ensayo clínico aleatorizado
- **Año:** 2022
- **País:** Serbia
- **Grupo de propóleo:** (n = 13); 600 mg de NAC más 80 mg de propóleo por vía oral durante 3 meses
- **Grupo de propóleo:** (n = 14); 1200 mg de NAC más 160 mg de propóleo por vía oral durante 3 meses
- **Grupo de control:** (n = 19); placebo
- **Conclusión:** el riesgo relativo de exacerbación de la EPOC después de un seguimiento de 1 año se redujo para ambos grupos de NAC y propóleo en comparación con el grupo de control.

50. Efectos del propóleo en la respuesta inmunitaria y la inflamación en sujetos infectados con VIH en terapia con TAR

- **Tipo de estudio:** ensayo clínico aleatorizado
- **Año:** 2021
- **País:** Brasil
- **Grupo de propóleo:** (n = 20); 500 mg de propóleo por vía oral durante 3 meses
- **Grupo de control:** (n = 20); 500 mg de placebo por vía oral durante 3 meses
- **Conclusión:** los resultados indican que el consumo diario de propóleo mejora la respuesta inmunitaria y disminuye el esta-

do inflamatorio en sujetos asintomáticos con VIH bajo terapia con TAR.

51. Peritonitis en pacientes con diálisis peritoneal

- **Año:** 2022
- **País:** Irán
- **Grupo de propóleo:** (n = 30); ungüento de propóleo al 10 por 100 cada 2 días durante 6 meses
- **Grupo de control positivo:** (n = 28); ungüento de mupirocina al 2 por 100 cada 2 días durante 6 meses
- **Grupo placebo:** (n = 28); solución salina cada 2 días durante 6 meses
- **Conclusión:** no se observaron diferencias significativas en la incidencia de infección en el lugar de salida del catéter y peritonitis entre los tres grupos después de 6 meses.

52. Aplicación de propóleo más nanovitamina C y E en la osteítis alveolar

- **Tipo de estudio:** ensayo clínico aleatorizado
- **Año:** 2021
- **País:** España
- **Grupo de propóleo:** (n = 13); gel de propóleo al 2 por 100 más nanovitamina C y E al 0,2 por 100, 3 veces al día durante una semana
- **Grupo de control:** (n = 13); gel placebo, 3 veces al día durante una semana
- **Conclusión:** la aplicación del gel de propóleo fue efectiva en prevenir la alveolitis y, por lo tanto, en reducir el dolor postoperatorio después de extracciones de terceros molares impactados en comparación con el gel placebo.

. Eficacia del dentífrico de propóleo rojo brasileño
en pacientes ortodónticos

- **Tipo de estudio:** ensayo clínico aleatorizado
- **Año:** 2022
- **País:** Brasil
- **Grupo de propóleo:** (n = 21); cepillado dental con dentífrico con flúor y propóleo rojo 3 veces al día durante 28 días
- **Grupo de control:** (n = 21); cepillado dental con dentífrico con flúor 3 veces al día durante 28 días
- **Conclusión:** el dentífrico que contiene propóleo rojo mostró actividad antimicrobiana contra bacterias que causan caries y disminuyó la placa dental hasta durante 4 semanas.

54. Goma de mascar de propóleo y enjuague bucal en niños con alto riesgo de caries

- **Tipo de estudio:** ensayo clínico aleatorizado
- **Año:** 2022
- **País:** Singapur
- **Grupo de propóleo:** (n = 30); goma de mascar de propóleo 2 veces al día durante 20 minutos durante una semana
- **Grupo de propóleo:** (n = 30); enjuague bucal de propóleo 2 veces al día durante 1 minuto una semana
- **Conclusión:** la goma de mascar de propóleo y el enjuague bucal de propóleo redujeron la acumulación de placa y el recuento microbiano sin diferencias significativas.

55. Ingesta de propóleo brasileño en casos de artritis reumatoide

- **Tipo de estudio:** ensayo clínico aleatorizado
- **Año:** 2021
- **País:** Japón

- **Grupo de propóleo:** (n = 40); 5 tabletas de propóleo (508,5 mg de propóleo) diarias durante 24 semanas
- **Grupo de control:** (n = 40); 5 tabletas de placebo diarias durante 24 semanas
- **Conclusión:** el propóleo brasileño no tuvo efectos significativos en la actividad de la enfermedad en pacientes con artritis reumatoide en mujeres japonesas.

56. La ingesta de propóleo brasileño disminuye la masa de grasa corporal y el estrés oxidativo

- **Tipo de estudio:** ensayo clínico aleatorizado
- **Año:** 2023
- **País:** Japón
- **Grupo de propóleo:** (n = 25); 3 cápsulas (227 mg de propóleo) durante 12 semanas 2 veces al día
- **Grupo de control:** (n = 28); 3 cápsulas de placebo durante 12 semanas 2 veces al día
- **Conclusión:** la suplementación con propóleo brasileño ejerció una disminución en la masa de grasa corporal y el estrés oxidativo entre las mujeres mayores japonesas que viven en la comunidad.

57. Extractos de mangostán y propóleo (MAEC) en la gingivitis

- **Tipo de estudio:** ensayo clínico aleatorizado
- **Año:** 2021
- **País:** Corea
- **Grupo de propóleo:** (n = 52); ingesta diaria de una cápsula única que contiene 194 mg de MAEC durante 8 semanas.
- **Grupo de control:** (n = 52); ingesta diaria de una cápsula placebo durante 8 semanas.

- **Conclusión:** la administración oral de MAEC redujo significativamente la inflamación gingival en comparación con el grupo de control.

58. Gel bioadhesivo que contiene propóleo, nanovitaminas C y E en la gingivitis descamativa (GD)

- **Tipo de estudio:** ensayo clínico aleatorizado
- **Año:** 2023
- **País:** España
- **Grupo de propóleo:** (n = 11); geles de prueba como pasta de dientes aplicada en lesiones de GD 3 veces al día durante 4 semanas
- **Grupo de control:** (n = 11); geles de control como pasta de dientes aplicada en lesiones de GD 3 veces al día durante 4 semanas
- **Conclusión:** el gel de prueba que contiene propóleo y vitaminas C y E puede aliviar la GD y mejorar la calidad de vida.

Enlaces de interés: bibliografía, comercialización e informes sobre propóleo

Aquí encontrarás una serie de páginas web con consejos seguros para obtener productos a base de propóleo que tienen un control de calidad adecuado. Recuerda que el propóleo no requiere receta médica, pero, en caso de duda, consulta a un profesional de la salud.

Bibliografía científica sobre propóleo
- pubmed.com
- scielo.org

Productos de propóleo en todo el mundo
- beehealthyfarms.com (Italia)
- beehealthpropolis.com (Reino Unido)
- bioshopromania.com/natural-products/propolis-en/ (Rumanía)
- comvita.com/purest-source/propolis/ (Nueva Zelanda)
- evergreennutrition.com/propolis-extract (Estados Unidos)
- germanfoods.org/german-food-facts/bees-royal-jelly-propolis/ (Alemania)
- global.rakuten.com/en/store/kusuriyy/item/10002599/ (Japón)
- maduqueenbee.com (Indonesia)
- manukahealth.co.nz (Nueva Zelanda)
- naturanectar.com/naturanectar/ (Estados Unidos)
- redseal.co.nz (Nueva Zelanda)
- soin-et-nature.com/pt/1284-seleccao-propolis (Francia)
- uniflora.us (Estados Unidos)
- wangshibee.en.alibaba.com (China)
- zhifengtang.com (China)

Productos de propóleo en España
- https://melisalut.es
- madridmiel.com/
- verdemiel.es
- propolisnatural.es
- marnys.com
- herbolariosaludnatural.com
- anaemiel.es/en/apicol-jarabe-extracto-de-propoleo (Apicol España)

Productos de propóleo en Brasil
- apisflora.com.br
- apiarioflorin.com.br
- br.iherb.com/search?kw=propolis
- farmaciaeficacia.com.br/propolis
- hayashipropolis.com.br
- herbarium.com.br
- kingsgelmelederivados.com
- mnpropolis.com.br
- natucentro.com.br
- pharmanectar.com.br
- polenectar.com
- seivanatural.com.br/propolis
- uniflora.com.br
- waxgreen.com.br

Informes sobre propóleo
- www.essalud.gob.pe/essalud-consumo-de-propoleo-y-miel-de-abeja-fortalece-sistema-inmunologico/
- www.farmaceuticos.com/noticias/monica-naranjo-y-miriam-diaz-aroca-premios-propolis-a-las-voces-del-ano/
- repositorio.unican.es/xmlui/bitstream/handle/10902/5580/NoriegaSalmonV.pdf

Índice

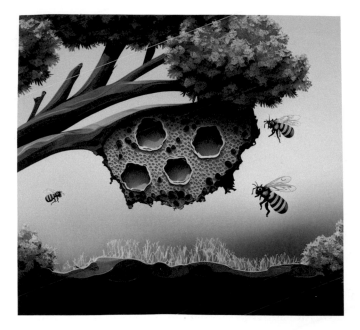

Donde todo comienza,
regalos de la naturaleza…,
propóleo.

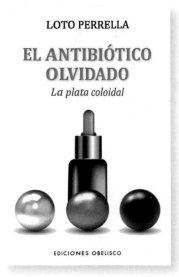

LOTO PERRELLA

EL ANTIBIÓTICO OLVIDADO

La plata coloidal

EDICIONES OBELISCO

Este nuevo libro de nuestra autora centra nuestra atención en un producto con una capacidad muy elevada de curar enfermedades de origen bacteriano y/o vírico. Por desgracia, todavía no forma parte del arsenal farmacéutico habitual, ya que es un remedio barato y demasiado efectivo. Por otra parte, los pacientes, por su desconocimiento, tampoco lo piden en sus visitas al médico. Es una lástima, porque es un remedio muy eficaz, que no tiene contraindicaciones de ningún tipo y que es igualmente útil para adultos de todas las edades, así como para niños, incluso recién nacidos. El empleo de la plata coloidal podría evitar males mayores, como la resistencia que desarrollan virus y bacterias ante los antibióticos habituales. Ya se dice que en un futuro no muy lejano muchos enfermos morirán por esa resistencia y porque no habrá antibióticos nuevos que puedan sustituirlos.